闘い続ける漢方癌治療

横内正典
Yokouchi Masanori

たま出版

はじめに

今から二千年ほど前、ドクター・ガレン（Dr. Galen）という人物がいました。ガレンはローマ皇帝の待医で、今日の医学・薬学を体系づけた偉大な聖医、偉大な薬学者として知られています。彼は「民衆は薬を必要とする」と唱え、「最高の診療は、医師と患者の限りない信頼と深い愛情の上に築かれる」という言葉を残しました。私はこの言葉を常に胸に刻み、今も額に入れて、横内醫院の壁にかけています。

私が弘前大学医学部を卒業し、函館市立病院で研修医として医療の現場に入ったのは、一九七一（昭和四十六）年のことです。

そこで見たものは、ガレンの言葉からはほど遠い現実でした。

当時の病院は、健康を害した人間が入る場所ではありませんでした。あまりにも職員の都合を優先した病院のシステムは、患者の基本的人権すら守っていませんでした。

その典型的な例が、患者の夕食の時間です。

当時、ほとんどの病院では、夕食が四時から五時にかけて出されていました。その結果、患者さんは夕食時に食欲がわかず、食べ残してしまい、夜遅くなって間食する、という悪循環が起きていました。この問題は自治体病院の学会などでも研究課題として取り上げられていましたが、「職員が早く帰れない」という理由だけで、多くの病院が実施を見送っていました。患者さんはずっと犠牲にされてきたのです。

「もし自分が入院したら、どんな病院で医療を受けてみたいだろうか」

私は患者さんの立場で想像してみました。そのとき浮かんだのは、ドイツ語で言うところの「クランケンハウス（Krankenhaus）」の考え方でした。直訳すると「患者さんの家」という意味です。

患者さんが心安らかな生活を保障され、早く社会に復帰する機会を提供する。そのために、病院職員は患者さんのニーズに対応できる力を持つ。この力には、プロとしての技術力、精神力、医師や看護師などの立場を越え、正しい視点で医療チームの間違いを指摘できるだけの力強さも含まれます。患者さんの前では、医師も看護師も平等のはず。プロとしてのお互いのチェックこそ、いつでも最高のサービスを与えられる条件だと考えました。そして、責任ある立場になったら、この理念を実現できる環境をつくりたいと構想を練っていました。

医療の現場では、もう一つの厳しい現実をまざまざと見せつけられました。外科医になって「メスの力で治してみせる」とかかわった癌《がん》患者は、成功したはずの手術後、間もなくして再発、再々発し、「先生、助けて」と私にしがみつきながら、目の前で次々と亡くなっていきました。メスの力だけでは癌患者は救えない。無力感を味わう日々の中から、漢方薬、鍼《はり》麻酔を使う東洋醫学併用療法を模索していきました。

やがて、現代医学の単独治療による五年生存率が二〇％前後なのにたいして、手術の術式に差異のない条件下での漢方併用療法では大幅に上がり、六〇％近くになることが分かりました。以後、手術と漢方は切り離せないものとなっていきました。

その後、僻地《へきち》の町立病院、田子《たっこ》病院の院長への赴任が決まると、クランケンハウスの理念を実現すべく、病院改革を始めました。と同時に、東洋醫学併用療法を本格的に開始。はじめは職員の反発もありましたが、新しい治療法で患者さんの容体が改善していくのを見るうち、彼らの目も変わり、自らが主体となって患者さん中心の医療を推し進めてくれるようになっていきました。

「自分が患者だったらどうだろう」と考え、患者の視点から見直し、変えられるところは変える——それが、田子病院での医療に取り組む原点でした。東中野で横内醫院を開院している現在も、その方針に変わりはありません。

癌の患者さんだけでなく、あらゆる病気に悩む患者さんにとって、本書が希望の一灯となれば、これに勝る喜びはありません。

目次

第5章　癌征服をめざす横内醫院

第二部　癌になった医師が受けている癌治療

1．癌になった医師による、横内醫院での癌治療

パワーテスト、気功、漢方薬の三つが高いレベルでマッチした、無駄のない治療法
医療法人社団大沼公園クリニック院長　深山明義　160

人間を一つの単位として治療する、理に適《かな》った治療法
浅井クリニック院長　浅井康友　171

横内先生二十年の歩みを友人から見て
高木整形外科院長　高木邦彦　174

癌と診断されて
上祖師谷クリニック院長　上井節子　177

2. 医師仲間から見た横内醫院の治療法

第一部

すべては癌患者のために

第1章　医療の理念を育んだ時代

メスの力を信じて

私は終戦の前年である一九四四（昭和十九）年、中国・旅順市で生まれました。

陸軍軍医だった父親は一九四六（昭和二十一）年に引き揚げてくると、一九五〇（昭和二十五）年に母親の実家である青森県北津軽郡中里町で開業医（内科）を始めました。

軍医だった父は厳格で、長男の私は鉄挙によるスパルタ教育を受けて育ちました。

小学校時代は、家で飼っている鶏のためにエサの「はこべ」を取りにいくのが私の日課でした。雨が降っていても朝早くから父に起こされ、手籠いっぱいになるまで取ってきて、鶏に与えます。それが終われば、廊下の拭き掃除と兄弟の手伝いです。祖母の時代に旅館を経営していたので、家は広く、掃除は大変でした。手を抜いていれば父に見つかってやり直しをさせられ、ついでに鉄拳制裁が待っています。口答えなど許されません。これがなかなか痛くて、中学生まで父はとても怖い存在でした。試験で悪い点をとれば、父がつきっきりになって、できるまで指導されました。

内科医である父の仕事ぶりも、小学校二、三年生のころからそばで見ていました。馬ゾリに乗せられ、父と二人で往診に回るのです。当時は貧しい農家ばかりで、劣悪な環境が原因で病気になるのが当たり前という時代。患者さんを見るたびに、「自分も医者になって、この現状をなんとかしたい」と、子ども心に思いました。

内科医の父は、自分の手に負えないケースでは、患者さんを外科医に紹介していました。それを見ながら、「患者を治さないでよそに送るのは、医者として敗北を意味するのではないか。自分は外科医になって、患者を最後まで見届けたい」と考えるようになりました。

中学生になると、学校から帰れば暖房用のまき割り、冬には雪かきが仕事になりました。そんな環境で鍛えられ、いつしか腕は丸太のように太く、身体もがっしりとなりました。

一九六五（昭和四十）年に、弘前大学医学部に入学しました。

当時、日本では消化器癌による死亡率が急増しており、「人の命を救うことこそ医師の役目」と使命感に燃えていた私は、癌の治療を志して第二外科に入局しました。メスの力を信じ、「癌をメスで切り取れるものなら、自分の腕で患者さんを救いたい」と考えていたのです。

そのいっぽう、私の周りには東洋醫《い》学の環境もありました。

内科医の父親は、治療の一つに良導絡治療（鍼灸による自律神経調整）を取り入れていました。また、産婦人科医の従兄《いとこ》の故・蠣崎要《かきざきかなめ》は、私が医学生だった一九六九（昭和四十四）年に「鍼麻酔による帝王切開手術」を日本で初めて成功させ、注目を浴びました。テレビ番組でも「がま先生」として知られています。また、医学部には鍼灸師の父親を持つ同級生もおり、彼は「なぜ鍼灸が効くのか、現代医学で解明するために入学した」と話していました。そのようなことから、学生時代から東洋醫学への興味は持っていたのです。

一九七一（昭和四十六）年に医学部を卒業すると、函館市立病院で研修医としての二年間を過ごすことになりました。専門は消化器外科（胃癌）です。

病院では、一年間に剖検（病理解剖）しなければならない件数が法律で決まっています。

患者さんの遺体を検証する中で、病気の診断や治療を正しく行ったかどうか、その真実を探るのが剖検です。そして、次の医療に役立てる目的があります。

第4章で詳述しますが、私は剖検を重要視していました。研修医は、剖検を見学して教授の技術を吸収します。私はすべての剖検を見学したいと思いましたが、自分の消化器外科で行われる剖検以外のスケジュールは分かりません。そこで、ほかの科のスタッフに剖検がある日をこっそり教えてもらい、誰よりも早く、一番前であらゆる解剖を見学したのです。

飛行機事故の遺体修復作業

一九七一（昭和四十六）年七月四日の夜でした。

その日は日曜日で、私はそのときＮＨＫのテレビニュースを見ていました。すると、「函館近郊で飛行機事故が起きた模様」というテロップが流れたのです。

確たる根拠はなかったのですが、なぜか「自分が呼ばれるな」と感じた次の瞬間、自宅の電話が鳴りました。出てみると外科部長からでした。

「横内君、飛行機事故が起きた。自衛隊といっしょに捜索隊第一号で行ってくれ」

それは、のちに※「ばんだい号遭難事故」と呼ばれる大事故でした。

研修医の段階では、手術でも、せいぜい縫うことくらいしかやらせてもらえません。それでも「一番最初に行ってくれ」と言われたのには、理由がありました。

飛行機事故では、「ほとんどの人が亡くなっている」という前提で医師団が派遣されます。事故現場では亡くなった方の遺体がバラバラに散乱し、あまりに痛ましいため、縫合してから遺族と対面してもらうのです。そんなとき、一番最初に現場に乗り込むのが研修医の役目でした。

私はすぐに自衛隊のジープに乗って、道なき道をたどり、墜落現場である亀田郡七飯《なな え》町の横津岳（千百六十七メートル）の山頂付近へと向かいました。

墜落現場に到着したとたん、思わず絶句しました。六十八名の乗客は全員死亡、乗客の遺体も飛行機の機体もすべてがバラバラに散乱していました。パイロットの制服を着た人が、木にぶら下がっているのも見えました。

すぐに遺体を近くの国立療養所まで運び、修復を始めました。やがて、函館市内の病院のすべてから外科医が招集され、総出で修復作業が始まりました。手、足、胴をつなぎ合わせました。頭部も破損して脳が出てしまっているので、中に新聞紙を入れて形をととのえ、頭蓋骨も全部修復しました。男性はネーム入りの背広を着ていたので身元が分かりましたが、女性はまったく分かりません。結局、歯型をもとにご本人かどうかの判定をしていきました。

亡くなった方のあまりにも変わり果てた姿が、今でも痛ましい記憶として残っています。特に女性は気の毒でした。病人は救える可能性がありますが、このような大事故では救えません。このとき、危機管理の重要性を痛感させられました。のちに、アメリカで起きた9・11テロ、日本で起きた3・11東日本大震災の際にも、私はごく間近で体験することになりますが、それらについては後述することにします。

※ばんだい号遭難事故

一九七一年七月三日、土曜日。午後五時三十分、札幌の丘珠《おかだま》空港を出発し、函館に午後六時十一分到着する予定のばんだい号は、寺田英世機長、ジャック・レイモンド・スペンス副操縦士（アメリカ人）、二人の女性客室乗務員と乗客六十四人（男性三十四人、女性三十人）を乗せていた。午後六時三分、函館空港管制室との応答を最後に、通信が途絶えた。

機体が無残な姿で発見されたのは、四日夕方である。消息を絶ってからほぼ一日が経過していた。「読売新聞」は発見の模様を「四日午後五時二十五分ごろ、函館空港北北西四十八キロの亀田郡七飯町の横津岳の山頂付近で、陸上自衛隊ヘリコプターが原形をとどめないまでにバラバラに散乱した機体と乗客の遺体を発見した。連絡を受けて陸上自衛隊、道警本部機動隊員が現場にかけつけ、暗夜の中で遺体の収容を始めたが、暗夜で危険なため搬出作業を今日（五日）に持ち越した」と伝えている（昭和四十八年七月五日付）。

結局、乗客・乗員合わせて六十八人全員の死亡が確認されたのは、五日午後二時であったが、悲惨な現場へ情報収集のため出向いた函館市の職員によれば、「現場に至るまでの道は急斜面のうえ、クマザサが密生しており、また現場は遺体がちぎれ飛び、まともに目も当てられないような、あまりにも悲惨なありさまで、遺体収容にあたる自衛隊員や警察の機動隊員、報道関係者も声がなかった」という。

函館市は、ばんだい号が消息を絶った七月三日夜から、一連の業務が終わる七日までの五日間に、延べ八百四十二人の職員を動員。情報収集から医師団の派遣、遺体の搬送や荼毘《だび》の支援にあたらせた。また、この業務に伴い、延べ七十台の車両を提供している。昭和四十七年七月の遭難一周忌には、横津岳の頂上（九百八十八メートル）に、死者への冥福と鎮魂の祈りを込めて「ばんだい号遭難者慰霊碑」が建立され、今も墜落した七月三日には、遺族と関係者が参列しての慰霊祭が行われている。

――「函館市史～ばんだい号事故・捜索から遺体収容まで～」より抜粋

漢方薬との出合い、応用への模索

函館市立病院では、手術を多くこなす日々が続きました。

私は研修医として携わり、一日に三、四回手洗いをしていましたが、そのうち、ブラッシングと消毒液で腕の皮膚が接触性の炎症を起こし、ひどいケロイド状態になってしまいました。

以後、三カ月間は手術を見学するだけの毎日。診てもらった皮膚科の医師もお手上げの状態です。皮膚炎は外科医にとって致命的なだけに、「外科以外の道に進んだらどうか」とまで言われ、さすがにショックでした。

そんな失意の中、あるとき、ふとひらめいたのが漢方治療です。自分でコツコツと勉強してきた漢方を、自ら処方して、横浜の漢方薬局から取り寄せて飲んでみました。

不思議な感覚としか言いようがありませんが、飲んだ瞬間から治るような気がして、気分が良くなり、翌日からは、うろこがはがれるように皮膚炎が治っていきました。

それは、啓示的とも言える、劇的な体験でした。

「漢方がこんなに効くのなら、癌の治療にも応用できるかもしれない」

自然とそんな発想が浮かびました。しかし、当時、癌と漢方に関する文献など、どこにも見当たりません。「サルのこしかけ」など、民間療法的な断片的知識は広まっていたものの、系統立った研究はされておらず、参考になるものがほとんどないのです。

そこで、原典を勉強するしかないと思い、文献をあさっていくうち、『医宗必読』という本にぶつかりました。そこには、癌にたいする漢方の考え方について、「人体の正気が不足し、邪気が正気を上まわり、陰陽が失調することによって気滞《きたい》、鬱血《うっけつ》、痰凝《たんぎょう》、毒聚《どくしゅう》して腫瘍《しゅよう》になる」と述べられていました。要するに、全身状態の病と闘う力を正気とすれば、正気の不足が一番の原因であり、正気と邪気の戦いによって敗れた場合に全体的に癌が生じる、つまり、癌というのは局所的なものではなく、全体的な陰陽の失調からなるのだ、という意味です。

それならば、「邪気を抑えて、正気を高めるものがあるのではないか」と考えて、いくつかの有力な漢方薬を探し求めるようになりました。

その後、研修医を終えて弘前大学の大学病院に戻り、外科医になると、癌治療に漢方薬を使えないかと構想を練りましたが、当時、漢方薬はまだ薬価収載、つまり、国が正式な治療薬（保険薬）として認定しておらず、保険診療の適用ができないという壁がありました。ですから、使いたくてもなかなか使えなかったのです。

患者に負担のない鍼麻酔を導入

大学病院での外科医として自分の腕が上がれば上がるほど、私は癌の厚い壁を思い知らされるようになりました。

それは、個人的な技術の練達では、とうてい乗り越えられない壁でした。

癌患者であふれる病棟では、みんなが医師にしがみついて「先生、助けて」と言いながら亡くなっていきます。しかもそれは、一年前、半年前に手術をして「良かった、助かった。先生、ありがとう」とお礼を言いながら、明るい顔で退院していった人たちです。再発で入院してくるとき、もう、あの笑顔は消えて、人相もすっかり変わっています。外科の力で対処できるのは早期癌に限られており、転移癌、末期癌の患者さんには、私がどうあがいてもなすすべがないのです。

自分の受け持ちの患者さんも含めて、何百人という患者さんが目の前で亡くなっていきました。そして、これから手術を予定している患者さんたちは、痛々しくも、亡くなる人の光景を見ながら不安げな表情を浮かべるのです。

かつて、「メスで病巣さえとれれば患者を救えるのではないか」と考えていた自分の甘さを思い知らされるのには、十分過ぎるほどの体験でした。自分のメスは患者にとってなんだったのだろう。治ったという糠喜《ぬか》びや、一時的な安らぎを与えただけではなかったのか。無力感をイヤというほど味わいました。それは、あまりにもみじめな敗北の連続でした。

一九七四（昭和四十九）年、二十九歳で本格的に鍼麻酔の勉強を始めたのも、そんな現状を少しでも変えたいという思いからでした。先に述べた従兄の故・蠣崎要が医師向けに鍼麻酔の講習会を開いていたので、参加して鍼の概念を勉強し、実践を学びました。従兄という気安さもあり、分からないことはどんどん訊いて、彼の知識や技術を吸収していきました。

当時、痛みにたいしては現代医学の「神経ブロック注射」が脚光を浴びていました。私も治療で行っていましたが、効果は一時的にすぎないことを患者さんから聞いていました。例えば、顔面神経痛の患者さんが「ある病院で神経ブロック注射を受けたものの、駅に着いたときには痛みがぶり返し、帰りの電車の中で泣きながら帰った」という具合です。

私はそんな難病の患者さんに、セミナーで習い覚えた低周波置鍼《ちしん》療法（電気鍼）による鍼治療を行ってみました。すると、驚いたことに、最先端の神経ブロック注射ではまったく痛みのとれなかった患者さんの痛みが、見事にとれてしまったのです。患者さんの喜びも大きく、とても感謝されました。

この経験から、「これは癌性疼痛《とうつう》にも応用できるのではないか」とひらめきました。さっそく癌患者に応用してみると、麻薬でもとれない痛みが、鍼治療によって軽減するのが確認できました。そればかりでなく、癌患者の体調も良くなっていったのです。

現代医学の考え方とまったく違う、東洋醫学の優れた治療方法の存在を強く思い知らされる体験でした。

アクシデントが続いた手術

手術や解剖では、思いもかけない事態が起きることがあります。

ある胃癌の患者さんを手術したときです。手術が成功したので、私は摘出した胃をご家族に見せながら言いました。

「手術は大成功です。いまは麻酔が効いていますから、もう少し待っていてください」

ところが、手術室からＩＣＵ（集中治療部）に移動する予定なのに、いつまでたっても患者さんが手術室から出てきません。麻酔がさめないのです。原因としては、麻酔薬が患者の体質に合わなかったとしか考えられません。

そのあと、患者さんの肝機能はどんどん悪くなり、肝不全になってしまいました。そうなると当然、腎不全になって尿が出ません。容態は急速に悪化、その日のうちに患者さんは亡くなってしまったのです。

このようなケースが、「一万人に一人」と言われるくらい、ごくまれにあります。もちろん、事前にそのような事態も起こりうることを患者さんやご家族には説明してから手術を行うのですが、めったに起きない事態なので、私も自信を持っていたのです。

ご家族に「手術は成功、麻酔薬が合わず肝不全になっての死亡」という事情を話しました。助かったと思っていたら突然の死ですから、はかりしれない衝撃だったはずです。私は、「このようなときに、誠に申し訳ないのですが、解剖させていただけませんか」とお願いしました。

解剖の結果、やはり肝不全、腎不全と分かりました。結果をお知らせしたあと、ご家族に遺体を引きとってもらいました。

ところが、そのあとで事件が起きたのです。

火葬のあと、血相を変えたご家族が病院に飛び込んできました。そして、私は一本の器具を見せられ、詰め寄られました。

「先生、火葬したら骨といっしょにこれが見つかりましたよ！　これは手術に使う器具でしょ！　手術の失敗じゃありませんか」

それは、長さ十五センチほどの縫い針でした。解剖医が、剖検のあと、遺体を縫い合わせるために使ったものです。私は非礼をお詫びしつつ、その縫い針が手術でなく、解剖で使うものであること、そして、手術直後のエックス線写真もお見せして、そこには器具が何も写っていないことも確認してもらいました。

そうはいっても、ご家族が怒るのも当然です。解剖医も同席して、平謝りしました。

ちなみに、麻酔が原因で患者が亡くなってしまった場合、執刀医よりも麻酔科の責任が問われます。このときの麻酔科の動揺はかなりのもので、私と麻酔科との間に軋《あつ》轢《れき》が生じるきっかけとなってしまいました。

麻酔薬を使わずに九十九歳の患者さんを手術

その後しばらくして、九十九歳の患者さんの緊急手術がありました。

この患者さんは現役の銀行頭取で、膵臓《すいぞう》癌を発症していました。ちょうど病院は夏休み期間中で、胆のう、膵臓系の助教授、講師、助手の三人が休みをとっており、非常勤の医師である私が教授から指名されたのです。

それには理由がありました。頭取は直前まで内科に入院していました。九十九歳の人ともなると、血管がもろくなっています。そのため、腕に注射をすると血管から漏れて、周辺の皮膚が腫れてしまっていました。

みなさんもご存知のように、病院で注射するのは、腕の関節の内側真ん中が一般的です。なぜそこなのかといえば、血管が太いので針が刺しやすいからです。単にそれだけという理由ですから、そこでなければならない、ということはありません。

でも、患者さんの生活面を考えらどうでしょうか。関節の内側真ん中に点滴などしたら、患者は一日中、腕を上向きにしたまま、何もできずに寝ていなければなりません。手も動かしにくい状態です。

こんなところにも、長い間、病院の都合優先で患者の身になってこなかったという事実が見えてきます。

話を戻しましょう。その患者さんは現役の頭取ですから、たぶん新聞を読みたいはず。そう思って聞いてみると、やはり「読みたい」ということでした。しかし、マニュアル通りに関節の内側真ん中に針を刺していたら、新聞など読めません。そこで私は、針を刺す場所をちょっと外側にずらして新聞を読めるようにしてあげました。手も動かせるようになりましたから、生活に支障はありません。これがきっかけで、私は頭取に信用されるようになりました。

また、その頭取にはこんな思い出もあります。

ある日、回診にいくと、頭取が何やら食べているので、「頭取、何を食べているのですか？」と声をかけると、「これはオレの秘伝の食べ物でな」と自慢を始めました。蜂蜜をはじめとした数種類の材料で漬け込んだ梅干しらしいのです。

そのとき頭取は、「先生も食ってみるか？」と、食べかけを私に差し出しました。若い女性ならともかく、九十九歳の男性の食べかけをもらってもうれしくはありません。さすがに躊躇《ちゅうちょ》しましたが、腹を決めて思い切って食べてみました。確かに味はいいのですが、それから回診にいくたび、いつも食べかけを「ほれ」とくれるので、さすがに困ったのも事実です。

その頭取が、膵臓癌の緊急手術をすると決まったとき、私に言いました。

「こんなに注射の腕がいい医者はいない。手術もおまえに任せる」

その指名を受けて、私は教授とともに手術に加わったわけです。

手術は麻酔なしではできません。ところが、九十九歳の患者さんですから、麻酔をしたらそのまま亡くなってしまう危険が大きく、麻酔科は自らの責任問題もあるので「（麻酔を）かけられません」と拒否しました。

しかし、緊急手術をしなければ患者さんは助かりません。教授は、「横内君、君が（麻酔を）やれ」と言いましたが、そのとき、私は自分がやっていた鍼麻酔を提案しました。

「教授、手術中に患者の痛みがとれればいいんですよね。それなら、鍼麻酔でできるはずです。私に任せてもらえませんか」

教授の許可をもらい、私は子どもに使うような、一番細い鍼を使ってみました。すると、痛みもなかったため、すぐに手術となり、無事に成功したのです。

しかし、麻酔を使わずに成功した手術を麻酔科が喜ぶわけがありません。この日を境に、私は麻酔科全員を敵に回してしまいました。

やがて、夏休みも終わり、助教授、講師、助手が帰ってきても、頭取は彼らを寄せつけず、何かあれば「横内君」と指名しました。私は大学で最低ランクの地位にある非常勤医師、彼らが面白いはずがありません。

そんなある日、教授から呼び出されました。

「九年連続赤字の病院がある。君の腕なら、赤字を黒字にできるだろう。副院長としてやってみてくれないか」

言い方は巧みでしたが、要するに「転任せよ」との命令です。その背景に、麻酔科との確執があったことは間違いありません。くやしい思いがありましたが、「しがらみばかりの大学病院にいても仕方がない」と、離れる決意をしました。

その話を入院中の頭取にすると、「おまえが行くのか。寂しいなあ……」とポツリ。その半年後、頭取は亡くなりました。頭取の遺言により、死後、三億円が大学病院に寄付されました。今の貨幣価値なら、二十億円くらいになるでしょうか。

生存率が大幅アップ、痛みも消えた

一九七六（昭和五十一）年になり、大きな転機が訪れました。

この年から、漢方薬が薬価収載され、保険診療の適用となったのです。現在でもそうですが、すべての漢方薬が対象ではありません。かなりの制約があったものの、私が使いたかったいくつかの漢方薬はこれで使えるようになりました。また、当時、私が効果的な免疫療法剤として期待していたピシバニールという薬も、同年、正式に認可されました。

制限付きながら、現代医学の粋を結集した癌治療法と東洋醫学を併用する、私の漢方併用療法が始まりました。

治療にたいして、私は二種類の漢方薬を重視して使いました。ほかの先生は漢方薬をまったく使わず、現代医学だけの治療をしていたので、漢方薬を使った患者と使わない患者のデータを比べることができました。

すると、まったく違う結果なのです。それは、余命期間の違いにはっきりとあらわれました。漢方薬を使わない患者に「余命三カ月」と診断すると三カ月、「半年」と診断すると、やはり予想通りに半年で亡くなっていました。しかし、漢方薬を使った患者では余命期間が長くなり、診断の予想とまったく合わなくなっていたのです。予想を超えて、いつ亡くなるのか分からない、そのうえ、亡くなるときも多くの場合、痛みがない、ということも分かってきました。

以後、麻薬を含めた鎮痛剤の使用が激減し、神経ブロックもまったく行わなくてすむようになりました。漢方薬を投与した患者は日増しに元気になり、試しに投薬を中止すると「体調が悪い」と訴える人が大半になりました。

さらに、術後の五年生存率もまったく違うことが分かってきました。

当時、外科手術のあと制癌剤や免疫療法だけに頼る治療法においては、五年生存率は二〇％前後でした。同じような症例で、特に手術の術式が違わないという条件下で行った漢方併用療法では、その数値は大幅に上がり、六〇％近くになったのです。

まったく異なる結果に驚かされた私は、「漢方併用療法は現代医学の単独治療より優れた治療法」と確信しました。以後、手術と漢方は切り離せないものとなっていきます。

とはいえ、この時代はまだ、末期癌患者を治しきるところまではいきませんでした。

町立田子《たっこ》病院への赴任依頼

現代医学の外科医でありながら、漢方や鍼という東洋醫学を深く学んだことで、私は一つの確信を持つようになりました。

「医療者が患者の闘病に手を貸せるのは、全体の三〇％にすぎない。あとの七〇％のうち、三〇％は本人の闘病意欲、家族の支えであり、三〇％が水・空気といった大自然の環境である」というものです。

患者の闘病意欲とは、東洋醫学で言うところの「気」の充実です。例えば、闘う勇気の「気」、気力の「気」でもあります。この闘病意欲を高めるために、医療者の力と大自然の環境が必要です。大自然の環境とは、フィトンチッドで満ちた空気、水、静けさの中での生活などで、それらが患者自身の自然治癒力を高める効果があるからです。

二〇〇九（平成二十一）年十月から適用が開始された「ポスト新長期規制」をきっかけに、排出ガスのクリーン化が進み、現在はきれいになっていますが、当時、東京の大気汚染はひどいものでした。青森から東京へ飛行機で移動してくると、関東の空が黒ずんで見えたほどです。原因は、工場の排気やディーゼルエンジンの排出ガスによる大気汚染です。そこで私は、「大気汚染の進んだ東京に癌センターなどつくったのはばかげている。自然に恵まれたところでなければ癌や喘息《ぜんそく》は治らない」と常に主張していたものです。

一九八二（昭和五十七）年のある日のことです。

私の主張をよくご存知の教授から、青森県三戸郡《さんのへぐん》田子町にある町立田子病院への院長赴任を打診されました。このとき私は、「はい、山の中の病院なら行きます」と喜んで答えました。「森林浴もできるし、空気も水もうまいだろう。理想的な医療ができるはずだ」と脳裏にひらめいたのです。

とはいえ、地方の病院を取り巻く環境は厳しいものでした。「地方の時代」と言われながら、地方に住む多くの人々に意識の変化は見られず、その言葉に実感などありませんでした。むしろ、人々の心は高度な物質文明、情報化社会を謳歌《おうか》する中央へと向いており、お金、モノ、都市にたいする憧れは強くなるばかりでした。医師もまた、大病院集中、専門分化へと拍車がかかっていました。青森県には弘前大学医学部があるにもかかわらず、無医地区の解消もなく、また、中小公立病院の医師充足も満たされていませんでした。

そのような中、私はあえて僻地の病院長の話を受けました。

さっそく、赴任前の夏休みを利用して、田子病院を見学に出かけました。町立田子病院は、青森県の自治体病院の中でも最も小規模で、病床六十、医師三名、非常勤医師一名、全職員五十四名の小さな病院でした。一九七九（昭和五十四）年に新築され、外観だけは近代的な病院でしたが、赴任の決まった一九八二（昭和五十七）年には、まさに「僻地の田舎病院」そのものでした。実際、私自身も田子町の存在は知っていても、同じ青森県内に住んでいながら、ここに町立病院があることさえ知らなかったくらいです。

病院には昼前に到着しましたが、外来患者はおらず、院内にはのんびりとしたムードが漂っていました。しかし、「次期院長が見学にくる」という噂が伝わっていたのでしょう。どこかに緊張感が漂っていました。

当時、田舎の病院の医師不足につけこみ、高給目当てに病院を渡り歩くドクターがいました。彼らは旧態依然とした医療を行い、患者の不信を招くばかりか、職員にたいする悪影響もはかりしれないものがありました。

やがて私も、田子病院にもそのような医師が勤務していたことを知るのです。

私は、挨拶《あいさつ》がてら、初対面の副院長に「患者中心の医療を考えている」と話してみました。すると、返ってきたのは「そんな考えにはついていけない」という言葉でした。

「では、私が赴任する前にやめていただきたい」

その場で私は退職を申し渡し、副院長は即刻退職が決まりました。赴任後も、やる気のないパート医師二名、非常勤医師一名、計四名の医師にやめてもらいました。さらに、協力的でなかった事務長も六カ月の監察のあと、町長に配置転換をお願いしています。

医師としての力量うんぬんの前に、患者を軽視し、病院を稼ぎ場所としか考えてない医療者としての姿勢が、私には許せなかったのです。その分、自分の仕事が増えるのを覚悟したうえでの決断でしたが、これもみな、患者のためと思っていたので後悔などありませんでした。

第2章　燃える赤ひげ軍団

最新医学の勉強会、一分間スピーチによる活性化

一九八二（昭和五十七）年十月四日、新院長として田子病院に赴任しました。最初に感じたのは、「田舎の小さな病院なのだから、それなりに適当にやっていよう」という職員の安易な姿勢でした。十二年間も内科常勤医が不在だったこともあり、職員は自信を失い、自分たちの都合ばかりを考え、本来の使命感を失っていました。

当然、そんな病院に町民の信頼などなく、患者は寄りつきません。田子町の人でさえ、多くは近隣の病院へ通っていたほどでした。そして、通ってくれている患者は、

医師、看護師の顔色をうかがって小さくなっていました。まさに「患者不在」だったのです。

私はショックを覚え、「患者優先の病院を取り戻さなければ」と痛感しました。それには、まず職員の意識改革から始めなければなりません。

赴任の挨拶では、開口一番、病院のあるべき姿について語りました。

「病院とは、そこで働く職員のためにあるのではなく、治療を求めてやってくる患者のためにある。病院はドイツ語で『クランケンハウス』と言う。直訳すれば『患者さんの家』だ。まさにそれが病院なのであって、医者であれ、看護師であれ、どの職員でも、患者のニーズに応え、患者のために全力を尽くすのが務めだ。なのに、お前たちの目は死んでいる！」

院長といっても、若干三十八歳。職員の中には私より年上の人もいますから、「この若造がっ！」という強い反発の空気が充満しました。また、厳しい新院長に恐怖する感情も見てとれました。

しかし、私は気にしません。まずは、いかにして職員の質の向上を図るかが課題です。さっそく赴任三日目から、昼休みを利用して、全職員を対象とした「院内感染と消毒」と題する勉強会を強制的に行いました。

マスコミによる医療情報はすでに当時から広まっており、その内容も深くなっていたため、一般市民の医療知識は高まっていました。病院職員たるもの、一般市民の知識より自分の知識が低いなどということがあれば、恥さらしもいいところです。

それは医師、コ・メディカルスタッフ（医師以外の看護師を含む、医療従事者すべて）だけでなく、職員であるボイラー技師にも言えることであり、同じように学ぶべきで、全職員が一体となって患者と向かい合うことが不可欠です。自分のことだけ、または自分の部門だけを考える職員が、患者中心の発想になれるわけがありません。病院職員として失格です。そのため、全職員を対象とした勉強会が必須だったのです。

毎週水曜日の午後一時から二時までを勉強会の日と定め、テープライブラリーによる教習などにより、現代医学の最前線の知識を学んでもらいました。

その他、毎朝七時五十分から三十分間、スタッフミーティングを行いました。その場を単なる連絡伝達の場に終わらせないため、出席者に「一分間スピーチ」をさせました。自分の考えや日頃感じていることを、なんでもいいから一分でまとめて話す訓練です。回を重ねるごとに、職員は自分の考えを整理して伝えられるようになっていきました。

東洋醫学併用療法への理解を求める

　夕方はスタッフ以外の職員も交えて、午後四時五十分から原則として一時間、病院の抱える問題、社会情勢、また人生について、時にはお酒も酌み交わしながら語り合いました。

「患者中心とは、病気を持つ人間の尊厳を前提とした思想に基づくもので、田子病院であれ、どんな病院であれ、それが貫徹されていなければならない。職員は患者のために、それぞれの部署で最善を尽すべきだ。患者に最高の医療を提供するために、日進月歩の医学の進歩もしっかり勉強しなければならない」

　とにかく、朝から晩まで、事有るごとに念仏のように唱えていました。

さらに、東洋醫学併用療法を田子病院で実施するにあたって、現代医学だけでなく、東洋醫学併用療法に関しても、患者さんよりもまず、病院職員にその考え方の理解を求めました。

こうなると、それまで惰眠をむさぼっていた職員から不満が噴出し始めます。新院長にたいする反発もあったでしょう。笛吹けど踊らずで、ついイライラして、最初のころは毎日が怒鳴りどおしでした。改革の名のもと、医者といわず、看護師、職員でも、私のやり方に賛同できない人とは、話し合ったうえでダメならやめてもらいました。

いっこうに素直になれず、協力的でないスタッフを見て、ある試みもしました。いったん言い出したことは必ずやりとげるぞ、という意志の強さを見せ、範を示そうと思い、こんな宣言をしたのです。

「いまの九十キロ近い体重を、一カ月で十キロ減らしてみせる」

それからほとんど毎日、ゴルフボールほどのごはんを、ひと口三十回かむだけという生活が続きました。一カ月後には、宣言通り体重がピッタリ十キロ減っていました。

さすがに体力が落ちてフラフラになったのを覚えています。

二週に一回、月曜日に昼食（患者常食）を食べながら、部門別代表者会議も開催しました。当初は、他部門の批判や要望などが多かったのですが、次第に自分の内面を見つめる意見が多くなり、「こうしたらもっと患者さんにとってよいのでは」という意見が出始めました。全職員の考え方も理解でき、食事の準備、あとかたづけなど、給食科の負担が多いことから、昼食会はその後、中止しています。

東洋醫学併用療法においては、喘息、肺炎などに、漢方、鍼を積極的に導入しました。

すると、それまで来院したことのない重症患者がやってくるようになり、その人たちが良くなっていくのを医師や職員が目の当たりにするようになりました。いつしか、自分も現場に携わっているのだという自信が職員に生まれ始め、私を見る目も徐々に変わっていきました。

やがて、職員は東洋醫学併用療法について理解を深め、少しずつ、患者さんに説明できるまでになっていきました。反発していた人たちも、心の奥底には「この病院をなんとかしなければ」という思いがあり、これまでの現状に心を痛めていたのだと思います。陰になり陽になり、少しずつ協力してくれるようになり、心を開き始めたのです。

院内禁煙、夕食六時配膳の実施

タバコは百害あって一利なしです。

その害を訴える側の医療従事者が、病院内であたりかまわずプカプカやっていたのでは、患者さんにたいして示しがつきません。子どもを指導する立場の学校の先生が喫煙者などというのも、言語道断です。

田子病院は喘息の患者さんが多いこともあり、一九八三（昭和五十八）年三月一日から院内の灰皿を一掃しました。院内の目につきやすいところに、「喫煙は他人に悪影響を与えます」「タバコは喫煙コーナーで」という貼り紙をして、どうしても吸いたい人のために、一カ所だけ屋外に喫煙コーナーをもうけました。当然、職員も勤務時間中は禁煙です。

ところが、田子町は知る人ぞ知る、上質な葉タバコの生産地なのです。

さっそく、葉タバコ生産農家から「町立病院なのに、院内禁煙とはけしからん！」と、猛烈な反発をくらいました。しかし、私は徹底無視をきめこみました。そのうち、葉タバコ生産農家の人たちまでが来院するようになると、この問題もなし崩し的に解決しました。

翌年の四月、厚生省（当時）が院内喫煙室、または喫煙コーナーの設置の通達を出していますが、田子病院は先んじて取り組んでいたわけです。

同年七月一日からは、青森県内の公立病院で初めて夕食六時配膳を実施しました。これは、スタッフミーティングの席上、給食科から出された提案でした。

それまでの食事時間は、一九八〇（昭和五十五）年十一月までは朝食が七時、昼食十一時半、夕食は午後四時半。それを、患者さんからの強い要望で、前年の一九八二（昭和五十七）年十二月より朝食七時半、昼食十二時、夕食午後五時半に変更しています。それをまた、一年もたたないうちに、再び三十分遅くして午後六時配膳としたのです。

「食事時間を三十分ずらすくらい、簡単ではないか」と思われがちですが、給食科職員も看護科職員も、勤務時間が少しでも変われば、個人の生活のペースを大きく変えなければなりません。ですから、多くの病院ではその必要性を感じながらも、なかなか実施にまでこぎ着けられなかったのです。私も、五時半夕食は少し早過ぎるとは思っていたものの、スタッフの都合も考えてあえて黙っていたのでした。

それが、給食科からの発案に看護科も全面的に賛成してくれたことから、パートタイマーを一人増やしただけで比較的スムーズに実施できたのです。とはいえ、「職員の労働強化につながる」ということで、労働組合からの大反対はありました。組合側にしてみれば、一度、配膳時間をぎりぎりの五時三十分まで譲歩したのに、さらに追い打ちをかけるように三十分の延長ですから、だまっていられないというわけです。「労働者の敵」と罵倒されながらも、なんとか実現させました。

これによって、給食時間は朝食が午前七時半、昼食が正午、夕食が午後六時と一般家庭なみの時間となり、患者さんも喜んでくれました。その効果をあげると、

①食べ残しがほとんどなくなった
②夕食が遅くなったので、夜、間食しなくなった
③家にいるときと同じ食生活なので、生活のリズムが保てる
④（お年寄りが）好きな相撲を見てからの夕食なので、落ち着いて食べられる

というものでした。

また、六時配膳は職員の仕事にも利点が出てきました。

①夕食までの時間が長くなったため、厨房内の清掃が行き届くようになった
②メニューに一人一人時間をかけられるようになった、などです。

その個人メニューですが、偏食がひどいお年寄りには栄養価の似たほかの材料で調理したり、脳卒中で手が動かしにくい患者さんにはひと口大のおにぎりを出したり、歯が悪い人には細かくきざんだり、柔らかく仕上げたり、食欲がなければ何を食べたいか聞いてからつくったり、といった工夫が進みました。その数は一日二十種類にものぼりました。

この取り組みは、東奥日報夕刊〈一九八三（昭和五十八）年十一月一日〉、デーリ

ー東北〈同年十一月二十五日〉、朝日新聞〈一九八四（昭和五十九）年二月二十九日〉などで取り上げられ、反響を呼びました。これらのマスコミ報道は職員の士気を高める効果があり、強引に病院改革を進める私への風あたりをやわらげる役目となってくれたのです。

タバコがもたらす危険を強く訴える

癌を引き起こすタバコの害にたいしては、当時から患者さんに強く訴えていました。医学部学生時代に、私は同級生一人を直腸癌で、もう一人を肺癌で亡くしており、癌にたいしてはことのほか敵対心を持ち、「メスで取り除けるものなら、とりたい」という気持ちで外科医を志したのです。

とはいえ、患者さんに注意する立場の医師でさえ、タバコに関してはまったく認識不足の時代でした。

函館市立病院で研修医をしていたときの話に戻りますが、こんなエピソードがあります。

当時、全国自治体病院学会には、院長クラスや勤務が十年になる医師は、学会から半分お金が出て、欧米の病院を視察できるシステムがありました。医師が日本中から集められ、集団で見学に出かけるのです。

函館市立病院から院長が選ばれ、視察を終えて、帰ってきたときのこと。空港へ出迎えにいった私への、院長の第一声はこうでした。

「いやあ、まいった、まいった。誰も俺たちを医者と思ってくれなかったよ」

聞いてみれば、欧米の病院では「日本から医師の集団が来る」というので、清掃係が一生懸命、玄関の掃除をしていたそうです。ところが、やってきた日本の医師たちは、玄関を入ったとたん、みんなでタバコをプカプカ。それを見た清掃係は「あなたたちは、本当に日本の医師なのか？」とびっくりしたそうです。欧米の医師は、もう五十年も前から、プライベートではタバコを吸っても人前では決して吸わない。それが医師として恥ずかしい行為であると自覚しているわけです。

スポーツ界でも、一流選手がタバコを吸うのは恥ずかしいことと見なされます。アメリカの大会で、タバコを吸いながらプレーをしたある日本のプロゴルファーが顰《ひん》蹙《しゅく》を買ったのも記憶に新しいところです。

ここで、タバコに関するデータを見ていきましょう。

私が田子病院に赴任する前年の一九八一（昭和五十六）年度には、死亡者数で癌が脳卒中を抜いて第一位になりました。同年度、癌で亡くなった方は十六万六千三百十九人。そのうち男性は九万六千四百八十六人が癌で亡くなりました。癌での死亡数が多い部位別に順位をつけると、男女とも①胃癌②肺癌でした。三位は男性が肝臓癌、女子は子宮癌でした。このとき、医学界では「数年後に肺癌は胃癌と並び、やがて追い越してしまうだろう」と予想されていました。

時がたってみると、まさにそのとおりになっています。独立行政法人国立がん研究センターの「がん情報サービス」によると、二〇一一（平成二十三）年に癌で死亡した人は三十五万七千三百五例（男性二十一万三千百九十例、女性十四万四千百十五例）。死亡数が多い部位別に順位をつけると、男性は①肺癌②胃癌③大腸癌④肝臓癌⑤膵臓癌、女性は①大腸癌②肺癌③胃癌④膵臓癌⑤乳房癌、男女計は①肺癌②胃癌③大腸癌

④肝臓癌⑤膵臓癌という結果です。

実は肺癌は、百年以上前には、オーストリアのシュネーベルクという鉱山の坑夫がかかる職業病の一つでしかなかったのです。こんなに増えた原因は、国によっては大気汚染も考えられますが、都市部の空気がきれいになった日本では、タバコです。第一次世界大戦後、紙巻きタバコが世界各国に普及し、それと比例して患者が急増。日本人の肺癌も、タバコの販売額の伸びとともに増えました。

一日に吸った本数×吸った年数を「喫煙指数」といいます。つまり、一日二十本吸った人なら三十年吸えば六百です（総数二十一万九千本）。この六百という数字が喫煙指数であり、六百以上の人の八人に一人が統計的に必ず肺癌になり、死亡していますす。

もっと正確に書けば、一日の喫煙本数が増えるとき、肺癌の死亡率は明瞭に高くなるということです。ときどき喫煙するという人の死亡率は、吸わない人の場合とほとんど変わりません。しかし、以前、吸っていてやめた人の場合でも、一日九本以下の喫煙者とほとんど危険度は同じで、吸わない人の二倍の死亡率です。

また、禁煙の効果ですが、今まで吸っていた人がタバコをやめれば、肺癌死亡率は急速に低下します。今まで十九万本以下で喫煙していた人の場合、禁煙してから四年以内に、もともと吸わない人に近い死亡率までに低下しています。いっぽう、二十万本以上吸っていた人では、禁煙して五年以上たつと非喫煙者の死亡率に近づきますが、それでもかなりの危険率です。

「タバコを一本吸うたびに、五分三十秒命を縮めている」という計算もあります。この五分三十秒という時間は、ちょうど一本のタバコを吸い終わる時間に相当するとか。結論からいえば、肺癌はタバコを吸わなければかかるリスクが少ないのです。

日本初の試み、癌患者への漢方粥

給食科が担う役割はとても重要でした。

夕食六時配膳、個人メニューの充実に加えて、もう一つの大きな役割が朝の漢方粥づくりです。これは、北京中医学院当直門病院外科で、癌患者の術後に毎朝与えているものと同じ粥で、もちろん、日本の病院では初の試みです。

漢方医学では、朝食で人体に一番必要なものを十分に、昼食は次いで大事なものを、夕食は良質のものを少量食べる、というのが原則です。その理由から、漢方粥を朝食とすることで癌への抵抗力をつけ、闘病力を高めてもらうという狙いがありました。漢方粥の見た目は茶褐色なので、はじめは患者さんもみんなびっくりしますが、食べ始めるとなかなかの評判でした。

とはいえ、これをつくるには大変な労力と時間を要します。調理師さんたちは、漢方粥の食事箋が出ると、癌患者が入院したことを知ります。その患者さんが治るために、手間を惜しまず、祈りを込めるようにしてつくってくれました。

また、退院間近の患者さんやご家族が、漢方粥のつくり方を給食科に習いにいく、という動きも出てきました。こうして、職員と患者さんとの交流がいっそう深まり、「早く治ってほしい」と病院全体で病気と闘う環境が育っていきました。

この漢方粥は、後述する「癌告知」とも関連しています。漢方生薬のみでつくられる漢方粥は癌患者だけに出していましたから、告知されていない患者さんでも、自分の入院中に漢方粥を出されれば、自然に自分が癌であることを悟ります。しかし、癌と知って絶望に陥り、自殺を企図する患者さんはいませんでした。

その理由は、患者さんが田子病院の東洋醫学併用療法の成果を知り、病院全体がともに闘う姿勢を見て、「癌が治るかもしれない」と希望を持ち、自分で治るように努力を始めるからでした。

また、もう一つの理由として、漢方を含む東洋醫学併用療法では、痛みがないという点でした。癌末期には疼痛《とうつう》で苦しむ患者さんが多く、痛みのつらさから闘病を放棄する気持ちになってしまうケースはよくあります。それがないので、闘病を放棄せず、最後の最後まで病気と闘い続けて亡くなっていくのです。田子病院で亡くなったそのような患者さんの闘病をつぶさに見たドクターは、「きちんと生きながら亡くなったのですね」と評していました。

病院全体がともに闘うための癌告知

私は、田子病院に赴任した年から、家族に絶対反対がないかぎり、病名告知、癌告知を行いました。

当時、末期癌、また再発癌患者に、癌告知はタブー視されていました。「たとえ末期癌の患者であっても、病名告知を治療の原則として行っている」と学会などで発表すると、場内から必ず「なぜそんなことをするのか?」「どうしてそれが可能なのか?」といった質問が飛んできたものでした。

自分の病気を知らずして、闘病意欲は湧きません。読者のみなさんは、自分が病気になったのに、なんの病気なのか分からないまま、安らかに死ねますか。医師から病名を教えてもらってこそ、「自分はいま、何をすべきか」という、根本的な生き方の選択ができるとは思いませんか。

患者さんにとって、「死を受け入れる」とはなんでしょうか。

私が理想とする死の受け入れ方はこうです。

「自分も家族もがんばった。医者も看護師もよくやってくれた。掃除のおばさんもやさしく声をかけてくれて、励ましてくれた。みんなが一生懸命やってくれたのだ。これでダメだったら、死んでも仕方ないじゃないか」

こんな気持ちで死を受け入れたいのです。

また、自分が死ぬかもしれないと考えたとき、一番気にかかるのは家族です。その家族にたいして、「お前たち、しっかりやれよ」とひと言を口にする時間が欲しくはありませんか。

そのような時間を患者さんに与えるためにも、医師は告知すべきというのが当時の私の考えでした。患者の知る権利を、守秘義務を盾にして知らせてなかったことは、医療サイドの怠慢以外の何物でもありません。

患者さんが東洋醫学併用療法で日々、何かしら体調の良さを実感できるからこそ、「治るかもしれない」という希望が生まれます。希望を持って闘病することは、精神神経免疫学上もその有効性が示唆されています。癌患者同士の情報交換も旺盛になり、闘病意欲をかき立たせるためにも、大いに役立ちます。ですから、病状も検査成績も患者さんには克明に説明していました。

理想的なサービスの追求

「患者の身になって」を基本に据えた田子病院では、話し合いの中から、これまでにあげた以外にもさまざまな改革が行われました。

◎外来診療を一日通して実施

常勤医師はわずか二人でしたが、一応の決まりとして、午前は八時から十一時まで受け付け、午後は一時半から四時までとしました。学校や部活動の都合で、時間内に来院できない小、中、高校生は夕方五時、六時でも受け付けて診療しました。待合室で順番を待つ外来患者にもゆとりが生まれ、歓迎されました。

◎各種検査を即日体制に

検査はすべて至急に行い、検査結果はその日に分かるようにしました。これによって、検査結果を聞くためだけに再来院する必要がなくなり、患者さんのわずらわしさを解消しました。また、胃透視は朝七時から午後六時まで受け付けました。これも学生や勤務者、慢性患者の都合を考えてのことです。その結果、時間のかかる病院を嫌って、遠方から検査を受けにくる人が増えました。

◎基準看護の実施

看護師不足で実施できなかった基準看護を、一九八四（昭和五十九）年三月から実施しました。基準看護とは、日本の医療法によって定められた、患者の人数にたいする看護職員（看護師・准看護師・看護補助者）の人員配置の基準（人数）です。基準に合わせることで看護の質向上をはかるとともに、入院患者家族の負担を軽減しました。

◎漢方風呂

漢方を煎じただけで捨ててしまうのはもったいないので、残りカスも有効に使いました。布袋に入れ、お風呂に入ってもらうのです。今でも横内醫院では患者さんに実践してもらっています。

その効果として、こんなエピソードがあります。

乳癌の患者さんが漢方風呂に入ったあと、家族もそのお風呂に入りました。家族の中にはアトピーで悩んでいる娘さんがいたそうですが、入っているうちにどんどんよくなって治ってしまいました。すると、同じくアトピーに悩む娘さんの友達がもらい湯にくるようになり、その友達もみんな治ってしまったというのです。

不思議なケースもあります。ある患者さんが食べ終えたミカンの種を庭に植えたら、芽が出て木になりました。でも、十年たってもなかなか実がつきません。試しに漢方の煎じカスを木の周りにまいてみたところ、見事に実がなりました。私も紙袋いっぱいにそのミカンをもらい、おいしくいただきました。

◎磁気治療

患者さんによっては、鍼にたいする偏見や恐怖心のある人もいたので、痛みのない磁気治療をやってみました。これも、疼痛軽減に大きな効果がありました。既成概念にとらわれず、いいと思えることはなんでもやってみよう、という治療方針の表れです。

全職員が研修の成果を共有する病院誌、「赤ひげ」創刊

私は県内外の研修会、学会にも積極的に職員を送り込みました。

さらに、田子病院よりもはるかにがんばっていると思われる数々の病院を、職員と見学しました。職員は自分の所属部門を見学することで、その病院スタッフの仕事ぶりと自分の仕事を徹底的に比較しながら学んでいきました。この方式は、現場で自分しか頼れないため、各自、かなりの緊張を強いられたようでしたが、ここでの開き直りが、のちに個々を大きく変える原動力となったように思えます。

研修の結果は、帰院後、リポートにまとめて全職員に報告するのを義務としたので、職員たちはそれまでの出張気分ではとてもやっていられなくなりました。こうした各自の勉強、研究の成果、勉強会、各種研修の記録を有効に活用するため、一九八四（昭和五十九）年に、勉強会記録「赤ひげ」を創刊しました。

全職員が一年間に院内外で学んだことを、一人最低一編書くという病院誌です。自

分が書いたものをほかの職員に読んでもらえば、その人の知識にもなります。ボトムアップ効果や職員の意識高揚に大いに役立ちました。

最初は「なんでいまさら」とか「そこまでやる必要があるのか」など、厳しい勉強、研修に反発心を抱いた職員もいましたが、Ｂ５判、三百三十ページにも及ぶ、ズシリと重い自分たちの出版物を見て、自らの仕事に誇りと自信を持つようになったようです。

職員一同、苦労してつくった「赤ひげ」発刊にあたって、記念レセプションを開きました。「招待客は、町のお偉いさんたちを形式的に呼ぶのではなく、職員一人一人が自分の一番大切な人を招待しよう」と私は提案しました。結婚していれば夫か妻、未婚であれば両親のいずれかです。

この提案に職員は猛反対しましたが、院長権限で押し切ってしまいました。その結果、全職員の家族が一堂に会すという状況になりました。小さな町でも、職員同士の家族となると、顔を知らない場合が多いものです。家族以外の招待者は、この地方でがんばっている方々にしました。その方々と身近に話し合い、お互い刺激を受けました。多くの参加者から、何回でも開くように要請されたことからも、地域の活性化につながるイベントとして大成功だったと思います。

ちなみに、赤は情熱、ひげは漢方の神である神農様を意味します。さらに「赤ひげ」は伝説的な裸足の医師が主人公の映画であり、私自らも口ひげをたくわえていたことから、命名されました。

これを機に、名刺の表にも「医療の原点を追求する、燃える赤ひげ軍団　町立田子病院」と刷り込みました。そして、職員の胸には小さな丸いバッジをつけました。白地に赤いハートを重なり合わせ、下には「ｋｒａｎｋｅｎｈａｕｓ（クランケンハウス）」の文字です。ハートは患者さんの心と職員の心が触れ合うことを意味しています。

田子クランケンハウスは、やっとスタートラインに立つことができたのです。

第3章　全国から患者を迎える地方病院

「末期癌患者にたいする漢方併用療法」の学会発表

漢方併用療法が成果を上げ始めたことで、私は「癌克服への一つの手がかりが得られた」という結論に至りました。そして、こんなに成績がいいのなら、学会で発表しようと考えたのです。

漢方の発表なら日本東洋醫学会があります。しかし、同会には癌の専門医がいません。専門医がいない学会での発表は、土俵が違うために評価の基準がなく、発表の意味がありません。それなら、癌の専門家が集う日本癌学会総会で発表しようと思いました。

日本癌学会で演題が採用されるのは難しいと定評があります。しかも、最先端の癌学会に漢方の演題ではどうかとも思いましたが、無事、演題採用の通知が届きました。「赤ひげ」発刊から半年後の一九八四（昭和五十九）年十月。第四十三回日本癌学会総会（於福岡、演題番号１６７４）において、私は「癌患者にたいする漢方併用療法」を発表しました。学会が行われる前には、マスコミ各社に「学会要旨集」というものが配られます。それを読んだ各社は、癌治療への漢方の応用という新しい試みに注目し、私は事前取材を受けました。

発表では、漢方医学の特質、漢方における薬物、病気の分類法、漢方医学における病気と治療、漢方医学と癌治療の考え方、田子病院における末期癌治療の実際、併用漢方方剤などについて、詳しく解説していきました。

発表後、瞬く間にテレビニュースや週刊誌で大きく報じられ、日本中に漢方のブームが巻き起こりました。その反響については後述するとして、まずは当時、マスコミに掲載された治療実績を紹介しましょう。

以下の記事は、「毎日ライフ」〈一九八九（昭和六十四）年十一月〉から抜粋して引用したもので、私が書いた原稿がもとになっています。漢方薬の名称に関しては、これを読んで知識のない人が間違って使うと危険があるため、本書では伏せています。

※　※

漢方併用療法で末期癌が治った

一九八二（昭和五十七）年、田子病院に赴任して以来、治療した再発末期癌患者は、百三十八人を数えます。そのうち、死亡した患者数百八人、生存加療中三十人です。この三十人のうち、死を宣告されてから来院、二年以上元気でいる人は十人です。三十人の内訳は次のとおりです。

胃癌十人、肺癌二人、大腸癌五人、膵臓癌二人、直腸癌五人、乳癌二人、子宮癌、前立腺癌、脊髄腫瘍、腎臓癌が、それぞれ一人です。

以上の症例の中から、心に残る患者さんを五人報告したいと思います。再発末期癌から元気になった人々です。

〈患者Ａ氏〉六十一歳、男性

五十五歳時、胃噴門《ふんもん》部癌にて前医で胃全摘術施行。二年後の五十七歳時、全身倦怠《けんたい》感と、食事のつっかえ感が出現。体重も二年間で二十七キロ減少し、癌再発を宣告され、漢方併用療法を希望して来院。全身所見から四種類の漢方薬を投与。さらに、免疫療法剤ピシバニール１ＫＥの経口投与にて加療。種々の訴えが消え、全身状態きわめて良好。再発指摘されてから五年目の現在、体重も十キロ増え、元気な毎日を過ごしている。

〈患者Ｂ氏〉六十四歳、男性

七年前より腹部不快感を認め、前医受診。精密検査にて胃癌を指摘され、手術を勧められるも、医療および手術にたいする不信にて拒否。以後四年間、断食療法、ミルク療法をはじめとする民間療法を行う。しかし、徐々に食事の通過障害、嚥下《えんげ》困難となり、体重減少二十四キロ、洗面器いっぱいもの嘔吐《おうと》を繰り返すようになり、六十一歳時、漢方治療を希望し来院。

胃癌による幽門狭窄症《ゆうもんきょうさくしょう》で、右季肋部《みぎきろくぶ》に癌と思われる腫瘤《しゅりゅう》が触れるほどであった。筆者は必死に手術を勧めたが、かたくなに漢方治療のみを希望。そこでA薬をはじめ、多くの漢方薬を投与したが、やはりすべて嘔吐するのみであった。

同室の患者が手術後元気になり、食事をしている姿を見たり、朝な夕なの説得を聞いたり、日常の診療行為、看護にふれたりするうち、徐々に心を開くようになり、入院四十日目、ついに「死んでもいいから手術してくれ」と言ってくれた。

このときのうれしさはなんともいえないものだった。「とても癌は切除できないだろうから、胃と腸をつないで（胃腸吻合術《ふんごうじゅつ》という）、食事ができるようにするから」と患者に話し、翌日四十一日目に手術した。

開腹し、切除可能かどうか診たが、癌は大人の手のこぶし大でとても切除できそうになかった。しかし、「死んでもいいから手術してくれ」との言葉を思い出し、全力を尽くした結果、胃亜全摘術（胃を五分の四切除する）ができた。手術後、二種類の漢方薬、ピシバニールの経口投与。三年目の現在、体重も回復し、再発を疑わせる腫瘍マーカーにも異常なく、まったく健常人と変わらぬ日々を過ごしている。

〈患者C氏〉六十七歳、男性

六十二歳時、肺癌にて左上葉《じょうよう》切除術を受ける。翌年、再発を指摘され、前医にて「長くない命」と言われる。家族の強い説得で、漢方治療を希望し来院。顔面蒼白、いわば生気が感じられない状態で、全身倦怠感著明。さらに呼吸困難、左背部から肩にかけての痛みを訴えていた。そこで、三種類の漢方薬、およびピシバニール１ＫＥを経口投与。以後、徐々に呼吸もラクになり、一年くらいでいつの間にか、左肩の痛みも消えていた。呼吸もときどき喘鳴《ぜんめい》（呼吸のときに、ゼーゼー、ヒューヒューと発する音）を認めるものの、呼吸困難は消失。

来院後四年目の現在、元気で通院中である。手術から五年以上になり、「五年生存率からいえば、もう治りましたよ」と話したら、「先生、私の知り合いは癌の手術後、七年目で死にましたので、まだ油断できません。もう少し通わせてもらいます」と笑って話していた。

この人は、家族の強い勧めで嫌いな漢方を飲み始め、「飲んでみたらなんとなく体調が良くなった」と、以後、積極的に自分から進んで飲み始めた。家族の治したいという気持ちが、治ることの大きな支えであった患者さんだった。

〈患者D氏〉四十五歳、女性

三十八歳時、左乳癌にて定型的乳房切断術を受ける。

以後、コバルト治療、抗癌化学療法を受けるも、翌年再発。左上肢《じょうし》の浮腫《ふしゅ》著明となり、再発リンパ節摘出、およびリンパ形成術を受ける。一時、上肢浮腫も軽減したかに見えたが、徐々にまた腫れ、全身状態も疲れが強く、左上肢の浮腫と運動制限にて、四十歳時、漢方治療を希望し来院。

左上肢は象皮《ぞうひ》病のように腫大し、知覚も鈍く、「他人の手のようだ」と話していた。そこでまず、全身状態の改善をはかるため、朝食は生薬のみで出来ている漢方粥を与え、四種類の漢方薬を投与した。以上の治療により、体調が少しずつ回復し、左上肢も浮腫が次第に軽減。象皮病の状態から脱却した。来院後五年目の現在、上肢の腫大は認めるものの、元気な毎日を送っている。

〈患者E氏〉七十七歳、女性

前医にて、七十五歳時、胃癌のため胃亜全摘術を受ける。「手術後半年の命」と宣告され、早々と退院したものの、ほとんど寝ていることが多く、食事も進まない状態であった。半年も過ぎ、家族の皆が良かった良かったと言っているとき、脳梗塞になり再入院。脳梗塞の治療も終わったが、癌による衰弱も一段と進み、歩けない状態で退院。はた目にも全身状態の悪さが伝わり、なんとかしたいということで、家族が漢方治療を希望して来院した。

家族の話から、抗癌漢方薬を含む二種類の漢方薬を投与した。服用一週間後から、食欲の増進、全身状態が日増しに改善され、三カ月目には室内を歩くようになった。六カ月目には手術前と変わらぬ状態となり、孫の結婚式にまで出席し、周りを驚かせていた。手術から二年目、家族からは奇跡と言われるほどの回復をみせ、好きなことをして楽しく暮らしている毎日である。家族、そして本人の喜びはもちろんのこと、ほかの癌患者にとっても大きな希望の光であろう。

漢方併用療法で亡くなった患者について

癌の種類と人数は、胃癌三十六人、肺癌十八人、大腸癌十二人、乳癌八人、膵臓癌八人、その他二十六人。末期癌特有の痛みですが、痛みが強く、麻薬使用した患者は二十五人。痛みがあるも麻薬非使用患者八十三人。

癌が恐れられる理由の一つに、再発末期癌の痛みがあげられます。しかし、漢方併用療法においては、わずか三〇%の患者に麻薬が使用されたのみです。また、麻薬使用された患者も人格の荒廃をきたすことなく、人間としての尊厳を失うことなく、あたかも蝋燭《ろうそく》の火が消えるように、静かに命を落とされる方が大半です。また、麻薬以外の鎮痛剤の使用も少ないことは、漢方併用療法の特徴といえます。癌特有の痛みが漢方でやわらぐのは、患者さんのみならず、家族にとっても心が休まる大きな要素でもあります。

生存している患者と、亡くなった患者との差について

四十歳女性の場合、乳癌手術後再発し、死を宣告されてから来院。漢方併用療法に

て七年間元気で日常生活ができ、初回手術（二十九歳時）後、十一年目に死亡した患者さんもおられます。この人は再発五年後、自分で「もう癌は治った」と信じ、治療をやめてしまい、その二年後に再々発し、再入院治療するも、ついに死亡した患者さんです。治療をやめなければ助かっていたかと思うと、誠に残念です。

また、亡くなった患者さん方を解剖して思うことは、転移リンパ節や癌腫は、壊死《えし》に陥っており、活動性がまったく認められない人が多い。これは、漢方併用療法によって癌細胞の活性化が失われた結果と考えられ、もう一歩で生かすことができたのではと、非常に残念です。癌と平和共存し、元気でおられる患者さんもおり、また亡くなる人もいます。この差はいったいどこにあるのでしょうか？　まさに、生と死は、ほんの少しの差ではないかと考えさせられます。

マスコミ報道の大反響

第四十三回日本癌学会総会に続いて、翌年、一九八五（昭和六十）年四月七日から三日間にわたって開かれた日本産婦人科学会の漢方研究会においても、私は研究発表を行いました。

これも「週刊文春」〈一九八五（昭和六十）年四月十八日号〉に取り上げられました。ここでは省《はぶ》きますが、当時は漢方薬と抗癌剤の併用も行っており、この治療による、最も劇的な臨床例が、ご本人や私のインタビューも含めて三例紹介されました。

癌にたいする漢方治療の有効性が大きく取り上げられたおかげで、週刊誌の発売当日より、全国から問い合わせが殺到しました。電話回線がパンクするのではないかと思われるほどの騒ぎとなり、外来看護師を一人電話番につけなければなりませんでした。また、手紙での問い合わせも多くありました。

同時に、他府県からの患者さんが多く外来、入院することになりました。そのほとんどは、大学病院や一般の病院で死を宣告された末期癌患者。「全身癌だらけ」と表現できるほどの状態で、現代医学はもちろん、漢方さえも役に立たないような重症患者でした。医療がまったく八方ふさがりの状態で、さすがに対応に苦慮したものです。患者さんに信頼される職員の喜びは大きくなったものの、同時に緊張も大きくなり、さらなる勉強が余儀なくされました。

そんな毎日の中で、私は憤りを禁じえずにいました。死を宣告されて来院する患者さんの多くは、その地域の一流と言われる大学病院や大病院で見放された人たちです。それまでの治療経過を聞くと、そのほとんどに「癌だから」「再発末期癌だから」と言い訳をして、諦めてしまう医療者の姿が透けて見えました。

現代においても、それは変わっていません。現代医学だけで治療している医療機関の医師、看護師も、教科書的治療をして効果がないと知ったとき、あまりにも簡単に治すのを諦めています。彼らにも「医師になろう」「看護師になりたい」と思ったときの気持ちがあったはず。そのときの「患者を治したい」という初心を忘れている人があまりにも多いことに、私は愕然《がくぜん》とさせられたのです。

看護師さんは「白衣の天使」と言われながら、いつのまにか３Ｋとか７Ｋとか、嫌な職業の一つに数えられるようになってしまいました。日常の業務の単調さ、職場の雰囲気の悪さなど、多くの理由から看護師さんはいつしか自分の夢と理想を失い、働く励みを失い、初心を忘れていきます。そして、患者さんにたいしても、相手の立場にたって考えるのを忘れ、働く側の立場からの発想に陥ってしまいます。

もちろん、働く人の権利が認められる職場でなければならないのは、言うまでもありません。しかし、権利の主張と同時に、プロとしての義務もあるはず。つらいときこそ、思い出してほしいのです。若き日、看護師になろうと思ったときのことを。患者さんの心の手足になろうと思った日、そこには純粋に「病気を治すお手伝いがしたい」という素直な気持ちがあったはずです。初心に戻って自分を見つめてほしいと思います。

田子病院では、漢方併用療法や数々の医療サービスの改革を行いました。しかし、理想の医療を追究すべき大学病院をはじめとする県立病院、そのほかの公的病院が、いつまでも改革を実施できないでいることにも激しい憤りを覚えていました。

私の主張にたいして、「お前のところは小さい病院だからできるのだ」と、嫌みを言われたこともあります。しかし、病院改革は「働く側の医師や看護師の抵抗」によって実現できない場合が多いのです。つまり、個々の意識の問題です。

学会史上初、一病院による全部門の研究発表

一九八三（昭和五十八）年十月、第二十二回全国自治体病院学会が青森市で開催されたとき、私は薬剤分科会シンポジウム「老人と漢方」のシンポジストに選ばれました。

これを機会に、それまで学会参加など考えることもなかった職員を交代で参加させてみました。各分科会に出席した職員は、学会の雰囲気に圧倒されながらも、ほかの病院が発表する内容と自分たちの仕事内容を比較していました。そして、「決して負けていない」と確信し、自信を持ってくれました。

翌一九八四（昭和五十九）年十月、第二十三回同学会が松山市で行われることになりました。

そのときすでに、臨床医学東洋醫学部門でのシンポジストを依頼されていた私は、「一人では行きたくないな」と、職員の前でひと言つぶやいてみました。「誰か、ほかに

学会で発表する人間はいないのか？」というメッセージです。

彼らのやる気を試したのですが、思いもかけず、その気になってくれたようで、田子病院からは学会を構成する全部門、つまり看護分科会、管理分科会、臨床検査分科会、放射線分科会、薬剤分科会、給食分科会の七部門で発表することが決まりました。

発表の内容は、全職員勤務時間内禁煙、院内一カ所の分煙コーナーの設置、夕食六時配膳、エックス線写真即現像、検査三十分態勢、待ち時間短縮など、「患者中心の医療」を実現するための多くの取り組みについてでした。職員の原稿をチェックして、何度も書き直しをさせたり、発表の仕方を細かく注意したりして、その日を迎えました。

全国自治体病院学会は、全国九百あまりの地方自治体病院で組織するものです。一つの病院、しかも青森県の人口わずか九千人ほどの小さな町の小さな病院から、全部門に発表者を送り出したのは、学会歴史上始まって以来でした。各セクションの勉強と創意工夫の成果となる発表内容は、高い評価を受けました。この出来事は、それまでの「発表は大病院から、研究も大学のもの」という概念に大きなインパクトを与え、病院職員だけでなく、町民にも大きな自信となり、町の活生化に大きな役割を果たしました。

「赤ひげ」創刊も含めて、田子病院のこれらの活動は青森県内の多くの病院にとっても起爆剤となりました。病院誌発刊、勉強会、学会発表、夕食時間の変更などに各病院が取り組み始めたのです。

一九八三（昭和五十八）年には、もう一つの転機がありました。

かねてから、東洋醫学併用療法の治療効果をもっと高めたいと考えていた私は、あと一歩、治療を前に進ませる「これだ！」という決め手を探していました。

そんな暗中模索をしていたとき、張明澄《ちょうめいちょう》氏による漢方の講義を受けました。張明澄氏は漢学、経済学、中国医学の研究家であり、台湾の医師でもあります。懇親会の席で、私が「気功について知っていますか？　教えていただくことはできますか？」とたずねたところ、張氏は「気功の理論なら教えることができる」とのこと。そこで、張氏に気功の理論について田子病院での講義をお願いしました。

翌一九八四（昭和五十九）年から一年間、東洋の考え方や気功について、張氏から全職員、町民を含めて講義を受けました。やがて、実践も始め、治療にも活《い》かしていくようになりました。

中国癌治療の第一人者による研修会

一九八五（昭和六十）年になり、七月十七日、十八日の二日間、中日友好医院の副院長（中医老年病科主任を兼任）の李岩《リーイエン》先生が、田子病院に視察と講演のために来院しました。

北京にある中日友好医院は、中国で最大規模の病院です。日中両国の出資によりつくられた、ベッド数千三百床、医師数六百名の近代的病院です。李先生は西洋医学を学んだあとに北京中医学院に進み、東西両医学をマスターするという稀有《けう》な人物であり、当時、中国で中西医結合による癌治療、鍼灸療法の第一人者として活躍中でした。西洋医学だけでは癌治療に限界があるため、古来の中医学の併用に力を入れているということでした。

このときは、中日友好の架け橋として、中医学、主に漢方などの指導のために来日。「癌治療に漢方併用療法を実施している日本の病院を視察してみたい」という目的で、全国から四病院を選定したのですが、その中に田子病院が入り、来院となったわけです。

李先生の講義は「中西医結合による胃癌治療」で、癌患者の治療内容が紹介されました。胃癌手術から五年後の再発患者のケースです。手術不能状態の患者にたいして、①漢方療法②鍼灸療法③気功を施術、三週間後には食が進み、便通が良くなり、八週間後には退院して全身状態は良好で健在とのことでした。

そのあと、李先生は田子病院での漢方併用療法による癌および喘息などの治療内容を分析。「漢方併用療法を施行している日本の病院を見た中では、最高の東洋醫学的診療をしている」と最大の評価をいただきました。

しかし、大いに反省させられる点もありました。それは、李先生が薬局で漢方生薬の「沈香《じんこう》」を手にとったときでした。臭いをかぐとすぐ、「これはニセモノです」とひと言。「水に入れて沈むのが本物」ということなので、やってみたところ、確かに浮いてしまったのです。「沈む香り」と書いて沈香と読む意味がそこにありました。

このとき、私は自分の不勉強さ、日本漢方界の甘さ、基礎力のなさを思い知らされました。千葉で藤平健先生とともに東洋醫学界を支えていた重鎮、伊藤清夫先生の「漢方を知らない漢方使い（ばかりで困ったものだ）」の言葉通りです。李先生も、「生薬を知らずして漢方を語るな」とおっしゃりたかったのでしょう。そのニセモノが自国からの輸出品ですから、複雑な心境でもあったと思います。

ともあれ、これをきっかけに、さらに漢方薬の品質にたいする知識、仕入れ業者への妥協のない要望など、厳しいチェックを徹底するようになりました。

漢方薬の特質について知ることは、患者さんが治療を理解するうえでとても重要です。第5章でふれていますので、詳しくはそちらをごらんください。

油断が招いた父の直腸癌

一九八二（昭和五十七）年三月、六十九歳になる私の父がトイレで倒れました。

母からの電話で実家にかけつけたところ、父はまだ洋式トイレで頭を垂れ、うずくまるようにしていました。「オヤジ！」と大声で呼ぶと、父は「大丈夫だ」と、やっと顔をあげてこたえてくれました。

父の身体を調べてみると、両手両足には麻痺がありません。

「これは脳卒中ではない、直腸癌だ……」

脳裏にとっさに浮かびました。直腸癌が進行した状態は、ダムと同じように考えると分かりやすいのです。ダムは人工的に川をせきとめてつくりますが、癌はいつのまにか出来てしまいます。直腸に癌というダムが出来れば、排便しようとしても肛門に流れません。仮に便が出ても、ダムの小さなすき間を通るので、鉛筆のように細い便がほんの少し出るだけです。

ダムが満水状態で、鉛筆のような便しか出なければ、すっきりするはずがありません。そこで、便をすっきり出そうといきむのですが、出ません。その結果、何度もトイレに行くことになります。この状態を、医学的には「裏急後重《りきゅうこうじゅう》」と表現しています。

裏急後重からさらにひどくなり、便がほとんど出なくなると、気張りも頂点に達し、ついには軽いショック状態に陥ることがあります。

父はこの状態になり、トイレで倒れてしまったと考えられます。それを見た母は脳卒中と思ったらしいのですが、ふだん血圧の高かった父なので、そう思ったのも無理もありません。

この年のお正月には両親と家族みんなでお酒を飲んだのですが、楽しい酒席で、父はひんぱんにトイレに立ちました。トイレから帰ってくる時間から考えると、どうも小用ではありません。私が「腹具合でも悪いの？」とたずねると、父は「なんでもない、いつもこんなものだ」と、平然と答え、杯を重ねていました。

このとき、「直腸癌かな」と私がなにげなく話したら、父は「冗談ではない、いつもこんなものだ」と再度だめを押され、いつしか話題をそらされてしまいました。

そんなお正月休みも終わり、外科医としての日常の忙しさに埋没し、父のことも失念していたときの母からの電話だったのです。

このときは、まだ田子病院に赴任する前だったので、勤務していた病院まで父を車に乗せていきました。車中、私は父に、「これから検査するけど、直腸癌が一番考えられるよ。まあ、詳しく検査をしてみないとなんとも言えないが……」と、軽く話しておきました。

入院してさっそく直腸指診を行うと、案の定、癌ががっちりふれ、直腸癌がほぼ確定しました。次は癌を確定する組織診断です。大腸内視鏡で大きさを見て、直腸より口側の大腸に何かほかの病変がないかを検索。大腸内視鏡からの鉗子《かんし》で癌と思われる部分の組織をつまみます。つまんだ組織は大学病院へ送り、病理医師が癌であるか否かの判定をします。

大腸内視鏡検査の結果、直腸癌は直腸全周性（全体にあること）で、内腔《ないくう》はまったくなく、そのため、内視鏡はそれ以上挿入できません。さらに、肛門と癌までの間にポリープが三個あり、大腸内視鏡検査をしてくれた医師は、「このポリープも癌と考えられる」と、私につらそうに話してくれました。これで、父の病気は、組織像からも「進行直腸癌」と確定診断されました。

私は父のすぐそばの町にいながら、父が内科医であることで油断し、定期検査をしていなかったことに気がつき、愕然としました。当時、講演では「癌の早期発見には定期検査が必要です」と力説していたのに、父の直腸癌発見どころか、一度も父を検査していませんでした。その結果がこんな事態を招いてしまったのです。

こうなったら、全力を尽くして父の癌を治す努力をするしかありません。

直腸癌の場合、一番心配なのは肝臓転移です。ＣＴスキャンでは肝臓転移は認められませんでした。手術前のほかの検査でも、特に手術や麻酔を妨げるデータはないので、手術で癌のダムを取り去る以外に方法はありません。

問題は「癌を告知するか否か」でした。

当時、私は乳癌患者には手術後の放射線治療を行っていました。そのことから、患者には癌であることが察知されてしまいます。そこで、乳癌患者だけには、必ずしもすべて正確に話すわけではないものの、癌告知をしていたのです。

しかし、直腸癌では、私の一存で癌告知するわけにはいきません。そこでまず母に、「オヤジの病気は、やはり直腸癌だ。手術も必要で、癌の場所と大きさからどうしても人工肛門になる」と話しました。

そして、「今までは乳癌患者には癌告知していたけれど、ほかの癌でも告知するべきと考えている」と説明したうえで、母に告知してもよいか、たずねたのです。母は「あなたが医師として告知すべきと思ったら告知しなさい」と、躊躇なく言ってくれました。

そこで父に「病気は直腸癌です。それも進行癌です。もちろん、手術できれいに摘出できますが」と告知しました。内科医である父は「やはりそうか」と落胆を隠さず、私を見つめていました。子どもの頃から腸の弱かった父は排便回数も多く、まさか直腸癌であるとは思っていなかったようでした。

解剖で知った癌の真実

癌告知以外にも、もう一つ大きな問題を伝えなければなりませんでした。

直腸癌の部分を含めて、肛門まで切除する手術（直腸切断術）になることです。直腸を切断したら、人工肛門を腹部につくらなければなりません。癌であることのショックに加え、自分の肛門がなくなり、腹部に人工肛門がつくられ、大便が下腹部から排出される。これは、患者さんにとって天地がひっくり返るほどの衝撃なのです。「癌の大きさから人工肛門を造設しなければならない可能性がきわめて高い」と伝えると、父は冷静に受け止めながらも、ひどく落胆していました。

しばらくして、父は私に「お前は、直腸癌の手術はしているのか」とたずねました。私が「もちろんやっています」と答えると、父は、「そうか、それではお前に任せる、手術してくれ」と言ってくれました。

父が外科医としての私を認めてくれたひと言でした。父には、大学病院にもほかの病院にも知り合いの医師が何人もいて、手術してもらえたはずなのです。

私は父に信頼された喜びで必死に手術しました。

ところが、術後七日目にストレスによる胃からの大出血を起こし、緊急再手術を施行。麻酔からさめたとき、父は「死ぬかと思ったよ。心のどこかでお前を信用してなかったのかな」と笑い、助かったことを喜び合いました。

病理医は「半年くらいの命か」と判断しましたが、手術後、父は持ち前の負けん気でどんどん良くなっていきました。やがて退院し、以後は私の処方した漢方薬を飲んでもらっていました。

その後、私は田子病院に院長として赴任し、二年後の一九八四（昭和五十九）年、先に述べたように第四十三回日本癌学会総会において「癌患者にたいする漢方併用療法」を発表しました。実は、発表した症例の一つには、末期進行癌でも元気になり、見事に生き抜いていた父の症例もあったのです。

この発表のマスコミ報道により、ほかの病院から見放された重度の末期癌患者が田子病院に押し寄せました。現代医学だけでなく、漢方さえも役に立たないような重症患者の治療に没頭する中で、いつしか、父から注意が薄れていました。

そんな日々が続いた、一九八五（昭和六十）年六月。

手術後、三年三カ月目になって、父が「どうも風邪が治らない」と言って来院しました。検査の結果、くやしいことに肝臓に大きな転移が見つかりました。大きなお腹になっており、腹水もありました。

いかに父が医師であろうと、本人任せにせず、患者さんとして三カ月に一度は診察すべきだった。でも、いまさらそんな後悔をしても仕方ありません。残念ながら、このときには抗癌漢方とも出合っておらず、また気功療法も行っていませんでした。体力をつけるための漢方、水をさばくための漢方しかありません。

入院させたい状態でしたが、重症個室も差額ベッドの個室も空きがなく、父を自宅で看病することにしました。院長官舎の応接室を急きょ、父の病室にして家族が看病しました。

それから間もなく、父は私や病院のことを心配しながら亡くなりました。癌末期にもかかわらず、ひと言も「苦しい」とは言いませんでした。

私の書いた死亡診断書は、「直接死因、直腸癌肝臓転移」でした。

悲しみの中で、私は母に父の解剖の許可を申し出ました。母は「あなたが必要と考えるのなら、やりなさい」と承諾してくれました。

解剖の結果、確かに肝臓転移が認められ、それは肝臓のほぼ半分を占めていました。しかし、転移部分の癌細胞はバター状に融解していました。これは、漢方薬の作用の特徴で、癌細胞の外側の殻だけ残して中身が溶けている状態です。こういうことも解剖してみなければ分からない事実です。

続いて、平べったく、何もないと思われた胃を切開したところ、驚くべき事実が判明しました。そこには、表層拡大型の胃癌があったのです。

脳天を真っ二つにされたようなショックでした。

術後七日目の胃からの大出血は、これだったのかもしれません。直腸癌があまりに進行していたために、このとき胃を精査しませんでした。しかし、再手術のときには胃を大きく切開して、十分胃の中を検索したはずなのに。それでも発見できなかったとは――。

「難しい学会によく採用されたな」と日本癌学会総会に選ばれたことを喜んでくれた父でした。症例の中に自分も入っていると知って、さらに驚いていました。

私も正直、シンポジストの名誉を喜びました。しかし、父はその中に私の思い上がりと、うぬぼれを見たのかもしれません。子どものときはゲンコツで、医者になったら自分の身体をもって私を教育してくれたのです。

患者が自分で病気を治す環境をつくる

『奇跡的治癒とはなにか――外科医が学んだ生還者たちの難病克服の秘訣』（バーニー・シーゲル著、石井清子訳、日本教文社）という本には、家族の愛や周りの信頼によって病はいかに変わってくるか、ということが述べられています。これは、精神神経免疫学という分野で研究されています。

これまでに述べたように、私の持論は以下のものです。

「医療者が患者の闘病に手を貸せるのは、全体の三〇％にすぎない。残りの三〇％は本人の闘病意欲、家族の支えであり、三〇％が水、空気といった大自然の環境である」

奇跡的治癒にとって、「本人の闘病意欲、家族の支え」がどれだけ大切か、田子病院の患者さんとご家族からはたくさん教えられました。

父の症例をきっかけに、私は原則として癌告知をするようになりましたから、ほとんどの患者さんは、自分が癌であることを知っていました。しかし、患者さんには絶対諦めないでがんばること、東洋醫学併用療法ならがんばれば治るチャンスが出てくること、そして、「私も職員も必死にがんばるから」と話し、患者さんといっしょに癌と闘いました。

その結果、患者さんは「死ぬのではないか」という恐怖よりも、「助かるのではないか」と希望を持ってくれました。すると、奇跡的治癒が起きるケースや、治らなくても苦しまずに亡くなるケースが多く見られました。私も「死ぬときには、こんなふうに死ねたらいいな」と思うほど、感動的に生き抜いて死を迎えた方も多くいらっしゃったのです。

ほかの優れた病院を見学したとき、その取り組みの素晴らしさに驚く半面、気になる点も目につきました。それは、多くの病院の患者さんの表情に明るさが少ないことでした。

従来、患者さんは医療側に頼り、「治してもらう立場」「ひたすら待つ医療」の中に置かれていました。それを変えたつもりでいても、ベッドサイド・ケアにせよ、給食にせよ、医療にせよ、「与える側の立場」の意識がまだ残っているのではないか。つまり、それは「医療が患者より一段上」というおごりからきているのではないか、と感じたのです。

患者さんやご家族が、治療にたいする病院の考えを理解し、信頼してくれれば、自分で積極的に治ろうとして自然と努力します。患者が待つ医療ではなく、参加する医療なら、笑顔は自然と生まれてきます。

生き残り戦略よりも、哲学としての病院へ

一九八七（昭和六十二）年、田子病院に赴任して五年がたちました。

五年間の数々の試みは、田舎の小さな病院にすぎなかった田子病院をクランケンハウスへと変身させました。しかし、建物で言えば、まだ基礎工事を終えた段階。病気におののく人たちが安心して頼れる病院となるには、まだまだやらなければならないことが山ほどありました。

この年の病院誌「赤ひげ」の中でも、こんなことを書いて職員を鼓舞しています。

「田子病院の職員と付き合って、早くも五年。確かに、病院としての質は格段の進歩を遂げた。しかし、一人一人の本質はどうだろうか。ほとんど変わっていないように思える。あまりにも自分を磨く努力が足りない」

院内サービスの質の向上のためには、病院機能の連携をいっそう強化する必要がありました。病院の機能は専門職種別に縦割りの組織となっているので、相互の関係は融通性に欠けがちです。それが原因で、患者さんへのサービス面が手薄となるケースがあります。

そこで、田子病院では職員一人一人が他科の業務内容をある程度把握し、患者さんが誰に聞いてもすぐに答えが返ってくるようにしていました。

しかし、それだけでは不十分でした。小規模病院だけに、患者さんの要望に応えるためには、少数精鋭主義で職員個々の能力と人間性のレベルアップをはかり、各科が連携しなければなりません。職員の出張、休暇があれば、ボイラー技師が放射線科の助手をしたり、公用車の運転、建物や設備の管理、物品の在庫管理を担当したり、看護科内でも外来ナースの人員に余裕がないなら病棟から応援にいく、といったシステムをつくりました。

医療といえども、社会経済機構の流れの中で、もはや聖域ではあり得ない時代になっていました。スクラップ&ビルド、つまり、採算のとれない病院や診療所は縮小、または廃止です。そして、採算の合うところはいっそう増床していきます。

この時期、「親切医療」とか「患者さんはＶＩＰです」などのキャッチフレーズが躍る各種セミナーは大盛況でした。医療界における病院の生き残り戦略のようにマスコミは騒いでいましたが、「患者さんも喜び、かつ病院も黒字になる」というのは、私には即席的な技術論に思えました。

その技術をつくり上げる思想、そして、それを生む哲学をしっかり見つめなければなりません。人間とは何か、人生とは何かを追究した結果、「病院は人類愛に満ちた場所であるべきだ」というのが私の理念でした。

田子病院のような小さな病院こそ、「病院は患者さんのために存在する」というクランケンハウスの考えをさらに推し進める必要があるのです。そんな目で田子病院を見れば、現状には不満が多いのも事実でした。

田子病院を中心とする町おこしの構想も練りました。不況の波、農業政策の変換、医療情勢の変化を一番最初にかぶるのは、田子のように産業基盤の弱いところと相場が決まっています。出稼ぎ、そして、それに続く家庭崩壊は多くあり、そのような町だからこそ、病院職員が病院づくり、町づくりの中心になる必要に迫られていたのです。

構想は、田子の恵まれた自然環境を生かし、健康産業の町を実現させることでした。森林浴、それを利用した気功、漢方風呂を中心とするクア・ハウスを導入し、病院を「健康の砦」として構築するというものです。

地域の健康づくりについては、赴任早々、健康づくり推進協議会会長に推されたこともあり、婦人会、地区などの会合、さらには町主催の各種イベントで、健康への意識改革を訴えました。特に、町民に糖分と塩分の取り過ぎが目立ったことから、事有るごとに注意しました。これらの動きをさらに推し進め、院外へ積極的に出かけて、健康教室、講演など保健所的役割を果たしながら、町おこしの構想を一歩でも進めたいと考えていたのです。

第4章　わが怒りこそ、原動力

NO MORE K君

一九八八（昭和六十三）年は、年初から怒りに身を震わせる医療事故が起きました。一月十五日、当時の婦長の長男、K君が永遠の旅立ちをしてしまったのです。K君は中耳炎から髄膜炎を引き起し、ある病院にかかりました。高熱を下げられなかった病院側が抗生物質を多量に、長期間使用した結果、五週間の闘病のあと、六歳の誕生日を目前にして亡くなってしまったのです。四月からピカピカの一年生と、楽しみにしていたのに……。

病院側が記載していた直接死因は「急性心不全、その原因は敗血症」でした。しかし、このケースにおいて急性心不全などありえません。本来ならば、死因は「劇症中耳炎から脳膜炎、髄膜炎になっての脳死」でなければならないはずです。これは今でもそうですが、病院側があとで「医療事故だったのではないか」などと言われないように、都合のいい死因に書き換えているのです。

常に剖検をすべきという私の主張を理解してくれていた婦長は、その後、ご家族を説得し、解剖が行われました。亡くなるなどと予想もできなかった、突然の衝撃に動転している中で、ご家族が承諾した解剖でした。ところが、剖検した病理医の診断書もまた「脳死」ではなく、「急性心不全、その原因は敗血症」というものでした。

私はこの痛ましい結果に、怒りを抑えることができませんでした。主治医もさることながら、剖検した病理医、ひいてはそんなウソの診断書を許す風土を持つ病院を絶対に許せませんでした。

思えば、田子病院に赴任して以来、地元の医療レベルには多大の疑問を持っていました。

一九八五（昭和六十）年にもこんなことがありました。七歳の男児が腹痛で来院。ご家族から、男児は以前に「虫垂《ちゅうすい》切除手術を受けた」という説明がありましたが、私の診断では「急性虫垂炎のため、すぐに手術が必要」というものでした。

ご家族からは「一度手術をしているのに、どうして？」という非難の言葉をもらいましたが、「遺残糞石《ふんせき》（手術で切除後、残った部分にまだ便がかたくなって残っている状態）のようなこともありうるから」と、手術を決行しました。

結果はやはり、「急性蜂窩織性《ほうそうしきせい》虫垂炎」で、なんと盲腸には前回の手術瘢痕《はんこん》が残っていませんでした。手術後、さっそく前回手術した病院の外科に電話し、手術記録を見てもらいました。すると、驚くべきことに、公文書である手術記録には「急性虫垂炎穿孔《せんこう》による汎発性腹膜炎《はんぱつせいふくまくえん》の診断で、手術々式は虫垂切除、およびドレナージとなっている」と言うのです。

公文書偽造ばかりでなく、日常の診療でいかにデタラメな診療をしているか、よく分かりました。手術記録を書いた医師ばかりでなく、その病院の手術場の麻酔医、そして看護師たちも同罪です。「これは医師の仕事、これは看護師の仕事」と明確な区別をつけ過ぎて、お互いをチェックし合うこともしない長年のずさんな医療の結果、すべての犠牲は患者さんにいくのです。

ステロイド・ホルモン剤をあまりにも安易に多量使用したり、虫垂切除していなくても虫垂切除と書いたりする犯罪性。これは氷山の一角です。地方医療のレベルの低さに慄然《りつぜん》とするのは、私一人ではないはずです。

「NO　MORE　K君」を胸に、さらに精進を重ねたいと心に誓いました。

医療よ、おごるなかれ

田子病院の看護師が、「不正出血と下腹部痛」で来院したときも、信じられないことがありました。

USG（腹部超音波検査）をしてみると、右の卵巣に嚢腫《のうしゅ》があることがはっきりしていたので、某婦人科に紹介しました。

その病院におけるＵＳＧの結果、「そんなものはない」との返事でした。その後の対応の悪さもあって、彼女は転院。次の病院での診断は、やはり、田子病院における診断のとおりで「手術適応」と分かり、やっと手術になりました。

大病院をへて田子病院に来られて、結局、亡くなられた患者さんもいます。

この人のケースも、憤りで胸が張り裂けそうになりました。患者さんは噴門部癌になった若い男性。食事がどうも喉を下らないようになり、ある大病院の医師を訪ねました。胃透視の結果は、「どこも悪くはありません」とのこと。その結果を聞いて安心したものの、いっこうに胸のつかえは良くなりません。

「大病院の診断だから、いずれは良くなるだろう」と期待したものの、いつまでたっても症状は改善せず、試しにほかの開業医を受診してみたところ、噴門部癌を指摘されたのです。

再び、大病院の医師を紹介されて手術を受けましたが、もはや手遅れの状態でした。そこで田子病院に来院されての死亡です。彼は「自分の運命です」と最期は悟っていましたが、これも初診の段階できちんと診断がついていたら、と、悔やまれて仕方ありませんでした。

卵巣癌の女性の場合もひどいものでした。前病院で「初回手術は成功」と聞かされたうえで、「second look operation も再発はありません。もう病院に来なくていいでしょう」と言われて退院しました。患者さんは大喜びで過ごしていたものの、わずかの間で再発。受診したときにいわれた言葉は、「こうなっては、もう打つ手はない」というものでした。それから、泣く泣く田子病院に来院されたわけですが、もうなすすべもなく、命は風前のともしび。間もなく、亡くなりました。前病院にたいする患者さんとご家族の怒りは、とても厳しいものでした。

Ｍさんのケースにおいても、医師は猛反省すべきです。

彼女は嚥下困難を訴え、某医師を受診しました。精査の結果は「異常なし」。しかし、症状はいつまでたってもとれません。それからほかの二つの病院にいき、精査を受けましたが、やはり「異常なし」の診断でした。

納得できないでいるうちに、鎖骨上リンパ節の腫脹《しゅちょう》に気づきました。そこで再度、病院で診察を受け、生検（患部の一部をとり、顕微鏡などで調べる検査）してもらうと、癌転移と判明しました。

どの病院でも症状を訴えたのに、「検査で異常なし」の一点張り。医師も看護師も十分聞いてくれませんでした。よく話もしないで検査に頼り、肝心の検査では胸部写真の病巣を見逃すとは、まったく言語道断としかいいようがありません。

「手術不能縦隔腫瘍《じゅうかくしゅよう》」となってしまったMさんが、田子病院に来院したときには、もうかすかな希望を残すだけの状態でした。それでも、一縷《いちる》の望みを漢方併用療法に託しました。

ご家族の励ましは尊敬に値するものでした。東京で教師をされていた妹さんは三カ月の休暇をとって看病されていましたが、余命いくばくもないと理解するや、教職を投げ捨てて看病にあたりました。

朝四時に起床し、朝食だけはなんとか食べられるMさんに好物のおかずをつくり、遠くの三沢から毎日毎日、一年以上も運び、いっしょに食事をして、生きている時間をともにしたのです。息子さんとお嫁さん、旦那さん、そして妹さんと、あんなに患者さんに尽くすご家族を見たのも久しぶりでした。そんな手厚い看護のなか、Ｍさんが急変する事態がやってきました。

死を悟ったＭさんは、まず私に感謝の言葉を述べてくれました。私は「冗談じゃない、まだ生きなければならないよ」と叱咜《しった》しましたが、Ｍさんはおだやかな表情で、婦長をはじめ、病棟の看護師にも丁寧な感謝の言葉を述べてくれました。さらに、こう付け加えました。

「患者のＳさんにもくれぐれもよろしく伝えてください。もう家族は（臨終に）間に合わないだろうけど、ありがとうと伝えてください」

医師となって、それまで臨終の席で何人の患者さん、そしてご家族に接したでしょう。臨終を前に、いまだかつて、患者さんからこのような言葉を聞いたことがありませんでした。苦しみのなか、意識も薄れながらの言葉に、私は涙があふれて止まりませんでした。

なんとか持ちこたえ、ご家族が間に合ったときにも、やはり感謝の言葉ばかりでした。Ｍさんやご家族の献身を見ながら、私は医師になって本当に良かったと思いました。

Mさんが亡くなると、剖検を許していただきました。弘前大学での解剖でしたが、赤く染まった美しい紅葉の坂の上りで、妹さんが「この景色を見せたかったのに」と涙ぐまれたとき、なんとも胸が痛んで仕方がありませんでした。

剖検も終わり、弘前から青森を通り、ご実家に遺体をお届けしました。ちょうど十和田湖を中心として青森県を一周しました。「Mさんの葬儀の際、喪主の挨拶の中に田子病院の職員にたいする言葉があり、皆感動した」との手紙を名久井小学校の伊藤栄校長先生からもいただきました。うれしい思いとともに、Mさん、ご家族からは教わることばかりだった、と改めて深く感謝しました。

医療よ、おごるなかれ。

※second look operation（SLO）：初回治療後の臨床的寛解例にたいする化学療法の効果判定を目的として行われる手術。その際発見された再発腫瘍を切除するものはSLO／SDSと表現。（日産婦誌61巻12号　E．婦人科疾患の診断・治療・管理より）

医師は患者の苦しみを理解しているのか

かつて、アメリカから見た日本の医療は、「wild wild western medicine（野蛮な、野蛮な医療）」と言われていました。それは、医師を頂点とする医療従事者の能力、そして人間性の未熟さに原因の一つがありました。また、医療体制、医療政策にも大きな問題があるのも事実です。

多くの医療ミス、残念な症例が現代においても相次いでいる現状は、誠に許しがたいものです。近年の例をざっとあげたところでも、二〇一二（平成二十四）年には子どもの手術で腸管を逆向きにつなぐというミス。二〇一三（平成二十五）年には腎臓の摘出手術で、腎動脈と誤認して別の動脈を切断して患者が死亡。また、子宮頸《けい》癌などの放射線治療で、患者約百人に癌以外の場所に誤って照射。二〇一四（平成二十六）年には一歳男児に移植予定の男児の末梢《まっしょう》血幹細胞を、別の四歳女児に移植するという患者取り違えの医療ミスが起きています。

日常の慣れ合いの医療に、これらすべての原因があります。どんな病気であろうと、最後まであらゆる観点から糸口を探る。そのためには医師も看護師も対等の立場で、お互いをしっかりチェックし、プロの目線から指摘すべきところは指摘する。そのような努力をしていれば、慣れ合いの土壌など生まれるはずがありません。

医療人は責任の一端が自分自身にあると自覚し、日々、自分のできるところから、よりよき医療に向けて、始めなければなりません。少なくとも、医療ミスの根絶をはからなければ、亡くなった患者さんたちが浮かばれないではありませんか。

そもそも、現代科学技術を駆使した医療であっても、癌や難病を治せません。再発癌、末期癌の惨状を見るべきです。治してこそ医者。治せない立場にいる医者の怠慢、思い上がりが、医療の荒廃を招いているのです。

東北大学医学部は一九八七（昭和六十二）年度から、入学試験に「学力ばかりでなく、人間性全般を見て医師の適正を決める」と発表しました。このような流れに私は大賛成です。

理数科ができるというだけで秀才と勘違い。医学部に入れたと大騒ぎ。その揚げ句、医者になったと大喜びしています。しかし、彼らが医学部に入るために犠牲にしたものも大きいのです。受験勉強にばかり夢中になり、自然を愛する心を忘れ、人の悲しみにも思いが至らない。その結果、患者さんの苦しみを理解できない医師ばかりが多く生み出されてきました。そもそも、自分のことしか考えないで医者になった者が、どうして患者中心の発想になれるでしょうか。

従来、心の世界は心療内科、精神科、また心理学者や宗教の問題と位置づけられてきました。しかし、病に苦しむ人間にこそ、心のケアは必要です。そのためには、医療人こそ、もっと心を磨く必要があるのです。

昭和天皇の医療に関する疑問

一九八七（昭和六十二）年九月二十二日、昭和天皇は東京大学教授の執刀のもと、手術を受けられました。

術後報告は病名告知がなされていないため、歯切れの悪いものでした。のちの一九八九（平成元）年二月二十二日付朝日新聞における宮内庁侍従長《じじゅうちょう》の談話を読むと、手術術式に侍医団と術者の間で意見の食い違いがあったのではないかと思われました。いずれにせよ、摘出術ではなく、バイパス手術でした。

手術時の朝日新聞「この人欄」で、昭和天皇の手術における執刀教授がこのようなコメントを残しています。

「病院は患者本位であるべきだ。天皇陛下だからといって、手術で特にどうということはない。しかし、家族の手術は情が入るからイヤだ」

私はこれには賛成できません。他人なら冷静、冷酷に手術をする。しかし、家族なら情が移るとは何事でしょうか。執刀教授の言う「患者本位の病院」とは、どういう意味でしょう。私なら、すべての患者さんを自分の家族、または自分が患者だったらという気持ちで治療し、看護します。それが、患者本位の病院ではないでしょうか。

いっぽう、故・東京大学浦野教授が、自分も癌に侵され、死を目前にしながら、「昭和天皇が癌であることを正確に伝えなければ、病理学者として死んでも死にきれない」と書き残したことは、死のふちにても科学者の良心を失わない、賞賛に値する行為だったと思います。浦野教授の遺志がマスコミを動かし、癌だったという発表ができたのでしょう。

しかし、最後まで膵臓癌なのか、乳頭部癌なのか、発表がなかったことは残念でした。もし、乳頭部癌であれば、摘出できたのではないでしょうか。外科医として真相を知りたかったのは、言うまでもありません。

多くの国民のご快癒の願いが通じたのか、日を追って元気になられたことはご同慶の至りでしたが、願いもむなしく、一九八八（昭和六十三）年九月、再度、病に伏されました。

それ以後の自粛ムードのなか、日本医師会はただの傍観者を決め込んでいました。まさに、医療界でのリーダーシップの凋落《ちょうらく》に拍車をかける動きでした。これを機に「病名告知」について討論し、積極的な意見が出てもよかったと思います。

侍医団のご病状の発表は、かつての大本営発表を思わせ、不快さを禁じ得なかったのは私一人でないでしょう。専門的な話になるので省きますが、再入院されてからの治療についても、私には疑問ばかりでした。あまりにも消極的な治療だったのではないかと思われます。私は天皇陛下を「スパゲッティー症候群（病気治療、救命処置のために、患者がたくさんの管などをとりつけられること）にすべきだった」と言うのではありません。「果たして、現代医学的にするべきことをしたのか」という疑問からなのです。そして、もし、外科的処置をしないなら、漢方をはじめ、東洋醫学の出番はなかったのか。漢方界は出る幕もなかったのか。疑問ばかりが残りました。

何度かの危機を、驚嘆すべき生命力で昭和天皇は乗り越え、国民に正月を迎えさせたあと、一月七日に崩御されました。

剖検なき治療に進歩なし

昭和天皇にたいする治療が正しかったかどうか。

その疑問を解決できるのは剖検です。しかし、これも行われませんでした。癌告知もしなければ、剖検もしないとは――。執刀教授をはじめ、手術関係者が「御神体にメスを入れた不届き者」として命を狙われたとの噂も耳にしました。こんなことが背景にあったとしても、やはり医師として、科学者として、剖検すべきであったと私は思います。

仮に、癌告知がなされ、剖検も行われ、少なくとも医療関係者に詳しい報告がなされたなら、どうなっていたでしょうか。医師が日頃悩んでいた癌告知についても、剖検についても、一挙に国民的コンセンサスができたでしょう。そう考えると、医療界は千載一遇のチャンスを逃してしまったと言えるのです。

私はこれまで、日頃から剖検の必要性を唱えてきました。学生は試験の答案を書いたら、教師に採点してもらいます。剖検をしないということは、教師がいないまま、満点のつもりで学生が答案用紙を出しているようなものです。なんの意味がありますか。

医師が自分で正しい治療を行ったかどうかは、剖検でしか分かりません。癌治療の場合、西洋医学では癌診断が正確にできにくく、癌ではないのに癌の治療をすることがありますが、剖検をすればすぐに分かります。

私は大学病院時代から剖検の重要性を強く主張していたせいで、陰では「狂気の横内」などとまで揶揄《やゆ》されました。田子病院に赴任してからも、可能なかぎり、剖検をしました。僻地の中小病院での剖検など、現在でも考えられないと言われます。簡単ではないからです。まず、閉鎖的な社会では遺族の了解を得にくいこと、そして、僻地の病院では剖検の条件が整っていないことが理由です。ですから、やろうとすれば、本章で紹介したMさんのケースのように、近隣の剖検ができる病院へ遺体を移動しなければなりません。遺体の運搬に時間がかかることだけでも、遺族が承知しない原因にもなります。それでも、できるかぎり、剖検をしてきました。

田子病院における剖検の第一例は一九八五（昭和六十）年三月一日でした。場所は弘前大学医学部第二病理学教室でした。弘前大学医学部寄生虫学教室の研究生で、当時、非常勤医師としても田子病院に籍を置いていた高橋昭博医師を中心に行われました。

この症例は臨床効果だけでなく、病理学的にも貴重な研究となりました。多包虫《たほうちゅう》症末期状態で亡くなった女性（七十一歳）の剖検から、「多包虫症」についての貴重な論文が生まれたのです。論文は、医学雑誌の中でも水準の高い『最新医学（最新医学社）』第41巻12号に採用され、高い評価を受けました。

私も父を剖検して、直腸癌肝転移と思っていたのが、なんと胃癌肝転移であったことが分かったように、自分の診断と治療を確認するのが剖検なのです。

「今はＣＴがあるから、解剖など必要ないじゃないか」と主張する医師もいますが、解剖してみないと分からないことはたくさんあります。例えば、「漢方薬で癌が消えた」と私が判定しても、ＣＴでは癌細胞が残っているように見えます。その理由は、解剖してみるとよく分かります。漢方薬の作用で、癌細胞が抜け殻のような細胞だけを残して、中身はバターのように溶けてしまっているのです。実際に見なければ、その事実は分かりません。

一人の患者さんの死から学んだことを、次の患者さんにフィードバックし、生きる可能性に懸ける。この作業を、根気強く一例ずつ積み重ねるところから、医療の未来は開けてきます。それでなければ、患者さんは自分の死がまったく生かされていないわけですから、死んでも死に切れません。患者さんの死を決してムダにしてはならないのです。

全国自治体病院学会および国保地域医療学会、日本病院学会、すべての大学病院医師、さらには日本医師会に所属するすべての医師は、死後、率先して剖検に自分の身体を提供するべきだと私は考えます。幹部職員も同様です。自分、および家族でさえ、いつでも死亡時に剖検する覚悟がなければ、患者さんに剖検を勧められないではありませんか。病理解剖だけではなく、系統解剖にも医療関係者は率先して遺体を提供するべきです。

地域医療における医師確保を考える

かつて、無医地区解消のため、自治医大が設置されました。各県の学生の中から二人だけが選ばれて、彼らの学費を自治体が負担するかわりに、卒業後九年間、地元の公立病院に勤めればお金を返さなくていいという義務年限の制度が出来ました。ところが、自治医大が義務年限終了者を出し始めても、北海道をはじめ、東北地方の医師不足は依然として解決しませんでした。

一九八八（昭和六十三）年になり、青森県の自治医大卒業生の一人が、義務年限終了前に「子弟の教育」を理由に私的病院に勤務してしまうという出来事がありました。契約を破棄しても、卒業までにかかった授業料を返せば問題ないわけです。これは誠に残念でした。彼を責めるのは簡単ですが、むしろ、卒業後九年の義務年限に問題があったのかもしれません。「卒業後二十年の間に、九年の義務を果たせばいい」というように、基準をゆるやかにしてはどうかと考えました。

田子病院でも、医療法上は医師八名が必要のところを、四人しか確保できていませんでした。実は、私に院長赴任の話が出る前、四人の医師に赴任の話があったそうです。しかし、その四人の拒否理由の第一は、やはり「子弟の教育問題」でした。

私自身、「※人間《じんかん》至るところ青山《せいざん》あり」との軽い気持ちで赴任しましたが、子どもの二度の高校受験に際し、「※孟母三遷《もうぼさんせん》の教え」とまったく違う環境をつくってしまった自分に愕然とするばかりでした。

また、拒否理由の第二は「医師自身の卒後教育の不安」だったとか。医療はまさに日進月歩であり、インターネットも整備されていない時代でしたから、高度化、多様化が進む医薬情報が僻地では得られないと考えたのでしょう。これらの体験から考えてみても、教育はやはり避けて通れない大きな問題だと痛感したものです。田子病院の院内外で職員が勉強できる機会を積極的に増やしたのも、このような事情が背景にあったからです。

自治医大の話に戻ります。

自治医大は総合診療をする医師を育てる場所です。しかし、医師になれば、誰もが専門医になりたいものです。時代の要請として各科の専門医制度が出来ましたが、これは青年医師を臨床指定病院での研修に駆り立て、さらに専門医を目指させるものです。目は資格取得のみに向いてしまい、地域医療も上の空。このままでは自治医大卒業生の義務年限ボイコットが続いてしまいます。

そこで、すべての専門医、学会認定医の受験資格に、さらに診療所、または僻地医療機関勤務二年を追加することを提案します。診療所の医師不足に少しでも役立つでしょう。とはいえ、地域住民にとっては若手医師のみでは不安なので、全自病学会と国保地域医療学会が手を結び、相互の医師派遣についての情報交換をして、停年退職した医師を地域に送れないものでしょうか。かつて子育てを理由に僻地勤務を拒否した医師も、今度は豊富な経験を若手医師指導にも生かせると思います。こうすれば、診療所、または地域小病院には、認定医受験前の若手医師と、停年退職後の医師の二名が常に勤務しているという構図が出来、僻地の医師不足が解決に進むかもしれません。

当時から二十五年後、二〇一三（平成二十五）年一月二十五日の青森県の発表は以下のとおりです。

「厚生労働省の調査〈二〇一〇（平成二十二）年十二月三十一日現在〉によると、人口十万人当たりの青森県の医療施設従事医師数は百八十二・四人で全国ワースト六位であり、医師不足が問題となっている北海道・東北の中でも下位から二番目という極めて深刻な状況になっています。

青森県では、ほとんどの診療科で全国平均（人口十万対）を下回っており、特に、産婦人科、小児科、麻酔科などの特定診療科での医師不足が深刻です。また、今後、高齢化による脳血管疾患患者のいっそうの増加が見込まれるなか、脳神経外科における青森県の人口十万人当たりの医療施設従事医師数は全国最下位という極めて深刻な状況となっています」

医師不足はいまだに変わっていないだけに、抜本的な改革が望まれます。

※人間至るところ青山あり

幕末の僧、月性《げっしょう》の「清狂遺稿《せいきょういこう》」による。人はどこで死んでも青山（墳墓の地）とする所はある。故郷を出て大いに活躍すべきである、との意。（大辞林・三省堂）

※孟母三遷の教え

孟子の母は、はじめ墓場のそばに住んでいたが、孟子が葬式のまねばかりしているので、市場近くに転居した。ところが、今度は孟子が商人の駆け引きをまねるので、学校のそばに転居した。すると、礼儀作法をまねるようになったので、これこそ教育に最適の場所だとして定住したという故事。教育には環境が大切であるという教え。また、教育熱心な母親のたとえ。（デジタル大辞泉・小学館）

雲破月来（北村知事）

医師ならではの、ちょっと変わった体験についても紹介しましょう。

大学病院から田子病院時代まで、私は刑事事件にもかかわっていました。警察医がいない場合、事件が起きると青森県内の所轄署から外科医が呼ばれます。それで、私も何度か死因の特定に出向いたことがあります。

死因が心臓なのか脳なのか、特定したい場合、脊髄液を調べます。そこに血が混じっていれば脳が原因の脳出血、血が混じっていなければ心臓が原因ということが分かります。

また、拘置所にも出かけて診察しました。

拘置所には容疑者が何人も留置されているのですが、彼らが病気を訴えたとき、外科医が対処しなければなりません。彼らはなんとかして外に出たいので、「頭が痛い」だの、「腹が痛い」だの、さまざまなウソを言います。

こんなとき、経験の浅い医師、気の弱い医師などは、相手が犯罪の容疑者ですから、たじろいでしまって、彼らのいいようにされてしまいます。

ところが、私がいくと、たじろぐのは彼らのほうでした。

「ウソを言ってなんとか外に出てやろう」と思って待ちかまえていたら、体重百キロのヒゲ面をしたゴリラのような医者が現れるのですから、びっくりです。

診察してみると、そのほとんどが仮病だとすぐに分かりました。

こんなこともありました。

一九八七（昭和六十二）年、ＮＨＫのニュースを見ているときです。

青森県議会の議会風景の映像が流れました。ある議員からの質問を受けて、議長が「北村君」と呼ぶと、当時の青森県知事、北村正哉氏が席を立ちました。北村氏は青森県で県議会議員、副知事を各三期、その後、知事を四期にわたって務めた人です。

北村知事は椅子から痛そうに立ち上がり、席を立つと、かなりつらそうに答弁席まで歩いていきました。「こういうシーンまで流すとは、テレビは残酷だな」と思いながら、ふと、「これはオレに（田子病院に治療に）来るな」という予感がしました。

　すると、やはり数日後、私の外科時代の恩師（県立病院院長）から電話がありました。

「横内君、キミの漢方で知人を治してくれ」と頼まれたので、詳しく聞いてみると、北村知事は糖尿病による神経障害を患っており、県立病院では治せないという状況でした。恩師経由で県立病院の主治医の許可をとってもらい、田子病院から車で往診に向かいました。そして、北村知事を診察し、漢方薬を処方しました。結局、それから私が田子病院を去るまでの八年間、漢方薬の治療が続きました。完全に治ったわけではありませんでしたが、痛みはとれて知事はふつうに歩けるまでに回復しました。

　ある日、診察中の会話の中で、私は知事に「青森の県立病院に東洋醫学研究所をつくってくれませんか。そうすれば、僕はいきますよ」と進言しました。ところが、「赤字で予算がない」とのことでした。

　ちなみに、知事は私に治療を受けて良くなったという事実を秘密にしていました。私の治療で治ったのではなく、「県立病院が治した」という発表にして、あくまでも赤字だった県立病院を後押ししたかったのです。ですから、自分が治っても、同じ病気で悩む人を田子病院に紹介することができませんでした。

　私は知事にこんな提案もしました。古い県立病院を取り壊したあとに公園をつくるという話を聞いたので、「青森公園じゃカッコ悪いですよ。ドイツには黒い森があるんです。青森でも、青い森公園にしてください。『い』を入れただけで、響きもきれいですよ」と伝えました。その後、「青い森公園」のネーミングだけは実現したようです。

　後述しますが、のちに私は田子病院をやめて、東京の四谷で一年間、開業しました。そのあとに現在の東中野に引っ越したので、北村知事にそのお知らせをしたところ、一九九四（平成六）年秋に大きな額縁入りの掛け軸をいただきました。そこには『雲破月来』という見事な筆文字が書かれていました。雲が破（切）れて月の光が池に射してくる。まさにそんな瞬間を描いた言葉で、とても気に入っているので横内醫院に飾ってあります。

　ちなみに、北村氏は知る人ぞ知る原発推進派の人ですから、この掛け軸を見て、患者さんによっては「横内先生は推進派なのですか」と怒る人もいます。私も反原発の立場ですが、主義主張から患者さんを選びたくはないので、どうかご理解いただければと思います。

ともあれ、あのとき、「青森県立病院に東洋醫学研究所をつくる」という提案が通っていたら、青森県の医療はどう変わっていただろうか、と、今でも思います。

記念シンポジウム「漢方in田子'91」

一九九一（平成三）年二月一日、田子病院開設三十周年記念式典が行われました。同時に、記念行事として、「漢方in田子'91（ウエルネス・タウンをめざして）」と題したシンポジウムを開催しました。人口九千人の町で、町立病院記念行事の参加総数は七百名にも及び、熱気があふれました。式典、シンポジウムに裏方となって汗を流してくれた多くのみなさんに、心から感謝しました。

大成功だったこの記念行事を最後に、私は田子町を去る決心をしました。

その頃、田子病院では、患者さんの半分が町民ではないという事態が起きていました。職員には、町民以外の患者さんのためにかなりの負担がかかり、また待合室では軽症の町民の患者さんと遠方からはるばるやって来た末期癌の患者さんがいっしょになって、辛抱強く順番を待っていました。院長という職責上、そんな様子を見ながら、どのように対処したらいいのか、悩むようになりました。

韓国には「権腐十年」ということわざがあります。文字通り、「権力は十年もすると腐敗する」という意味です。僻地の小さな病院とはいえ、院長となって十一年弱。もう、そろそろ引きどきでした。

私が辞意を表明すると、県立病院の先生たちから「やめないでほしい」と要請されました。十六年間、公務員をやったわけですが、日本病院学会の会長からも「学会のために、あと四年間だけがんばってくれないか」と言われました。「京都のある病院の副院長をやってくれたら、半年後に院長になるように算段をつけておく」という条件も提示されました。

ありがたいお話でしたが、私は私の求める最高の治療がしたかったのです。

保険診療では、私の癌治療の中心である漢方薬が思うように使えません。厚生労働省は、多くの漢方薬を保険の対象として認めるようになったものの、「抗癌漢方薬」は対象として認めていないので、保険がきかないのです。

また、重症の癌患者は一つの漢方薬では治りません。その場合、癌を叩く漢方薬、ウイルス、細菌などを叩く漢方薬、免疫力をアップさせる漢方薬というように、三、四種類が必要になります。このようなケースにおいて厚生労働省が認めるのは、一つか二つだけです。三つ以上使えば「過剰診療」と見なされてしまいます。

つまり、私の治療は厚生労働省の規定に合わないため、保険診療では無理だったのです。保険診療で治療するかぎり、どの病院でも自分の思うような治療ができません。思い切って、自由診療に切り替えて、東京で開業することを決心しました。

第5章　癌征服をめざす横内醫院

「駅から歩いて一分」の意味

一九九二（平成四）年、私は東京の四谷で開業しました。

数カ月後、諏訪中央病院院長の鎌田實《みのる》先生が、のちに引っ越すことになるポレポレ座ビルのオーナーを伴ってやってきました。

鎌田先生との出会いは、諏訪中央病院の初代院長、今井澄《きよし》先生と私が懇意だった関係で、当時、副院長だった鎌田先生を紹介されたのが始まりです。

鎌田という姓は青森県に多いため、聞いてみると、やはりお父さんが青森県出身だとか。青森には八甲田山、諏訪には八ヶ岳というように、八のついた山の共通点もあります。諏訪には横内という地名もあります。面白い縁があることが分かって、話がはずんだものでした。

その後、今井先生が国会議員になられたのを機に、鎌田先生が二代目院長に就任。私はそれまで学会で「患者中心の医療」についてさまざまな発表をしてきましたが、諏訪中央病院でも同様の取り組みが始まりました。さらに、鎌田先生独自のソフト路線により、同院では時間的、空間的、内容的に地域に開かれた病院づくりを目指して活動されているのは、マスコミ報道でも知られるところです。

四谷に来院されたお二人は友達同士だということで、オーナーが「これから建てる東中野にあるビルに入ってくれませんか」と言うのです。聞いてみれば、「駅から歩いて一分」とのこと。当時借りていた四谷では家賃も高く、駅から歩くと五、六分かかっていました。実は、たったこれだけの時間でも、重症の癌患者が歩くにはとてもつらい距離なのです。なんとかしなければならない、と考えていたところでした。

そこで、四谷からすぐに引っ越しを決めました。

一九九三（平成五）年、ポレポレ座ビルがオープンすると、第一号で入り、横内醫院を開業。以後、ここに根づいて治療を行っています。ちなみに「ポレポレ」とはスワヒリ語で「ゆっくり」の意味です。その名のとおり、ビルのエレベーターには「閉」の押しボタンがありません。「そう急がず、ドアが一人でに閉まるのを待とうよ」というオーナーからのメッセージです。

当初は、月に一度だけ、諏訪中央病院に出向いて重度の癌患者を診察していました。現在、出張はしていませんが、諏訪中央病院の紹介で来院される患者さんもいらっしゃいます。

漢方薬の本場、中国での講演

一九九六（平成八）年、北京医科大学から招待されて講演しました。日本における東京大学のようなランクの大学です。同大学では漢方薬を使った治療をしていたので、私は大学の薬局に行って、漢方薬を見せてもらいました。漢方薬には、効き目の高い順番に、一等級から三等級までのランクがありますが、予想していたとおり、二等級、三等級ばかりでした。

しかも、皮肉なことに北京医科大学における現代医学の医師たちは、中国の漢方よりも手術、抗癌剤治療、放射線治療という三大治療を一生懸命にやっているのです。その点は日本の医学界と同じですが、一つ違うのは、患者が漢方薬を飲もうと気功をやろうと、彼らはすべて許可しています。理由はなんと、「漢方薬でも気功でも治るわけがない」というものでした。

それを聞いて、私は奮い立ちました。「君たちが治せない患者を五人用意して、診察させてほしい。それから、患者がこれまでに飲んでいた漢方薬を見せてほしい」と要請しました。

五人の患者を診察すると、彼らが飲んでいた漢方薬はその人にまったく合っていないことが分かりました。中国の漢方医が脈や舌を診て決めた薬が、合っていないのです。そこで、私が処方した漢方薬に変えてもらったところ、五人の患者すべてが回復したので、彼らはびっくりしていました。

余談ですが、この帰りに私はある事件に巻き込まれました。北京から東京に向けて、日本航空の飛行機で出発したのですが、そのときに北朝鮮の潜水艦による「江陵《※カンヌン》浸透《しんとう》事件」が起こり、緊急事態のために韓国の上空を飛べなくなってしまったのです。

そこで、いったん北京に引き返し、前日まで泊まったホテルにもう一泊するはめになりました。そのホテルは、かつて蒋介石が別荘として使っていたところだとか。出発したはずの私たちが戻ってきたとき、お客がいないので遊んでいた従業員たちがびっくりして腰をぬかしたことを覚えています。私は災害や事件に巻き込まれてしまう運命のようです。

話のついでに書きますが、二〇〇一（平成十三）年にもこんなことがありました。ブラジルのサンパウロ大学から招待されて講演をしたときです。成田からアメリカ経由でサンパウロに入り、講演、診察をして、翌日に観光をしようとサンパウロからリオデジャネイロに向かいました。

ところが、朝九時くらいに着いてみると、ブラジルでは珍しい土砂降りの雨です。

どこにも行けないので、部屋でテレビをつけて見ていると、そのうちにビルが破壊されるパニック映画のようなものが映りました。字幕がブラジルの言葉ですから、さっぱり分かりません。

そのとき、同行していた日系四世の先生が「テロだ！」と叫んだのです。それは、アメリカの9・11テロでした。アメリカでは空港が閉鎖されてしまったので、航空会社がホテルをとってくれました。こういうときには、誰でも十分間だけ電話が無料になるというサービスがあるのも知りました。急いで航空会社と話をつけ、フランクフルト経由で帰ってきたことを思い出します。

※江陵浸透事件（Wikipediaより抜粋して引用）

韓国の江原道江陵市において、韓国内に進入していた工作員を回収しにきた北朝鮮の特殊潜水艦（サンオ型潜水艦）が座礁、帰国手段を失った乗組員と工作員計二十六名が韓国内に逃亡・潜伏した事件。事件は一九九六年九月十八日に発覚、韓国は軍・警察を動員しての掃討作戦を開始した。同年十一月七日に掃討作戦は終了。北朝鮮側の被害は、逮捕一名、射殺十三名、集団自決十一名、行方不明一名とされる。韓国側の被害としては、軍人十二名（事故死四名を含む）、警察官一名（事故死）、民間人四名（事故死一名を含む）の計十七名が死亡し、十七名の負傷者が発生した。韓国当局は座礁した潜水艦から、対戦車手榴弾《しゅりゅうだん》などの火器類、地図、偵察用カメラなど計三百二十七種四千十二点を押収した。

CT検査の被ばくリスク

これだけはどうしても伝えておきたいというお話を、いくつか書きます。

地球は宇宙のなかの星の一つであり、常に宇宙からの宇宙線を浴びています。放射線は宇宙線のなかの一つで、動物が一年間外にいて浴びる量が一ミリ（一〇〇〇マイクロ）シーベルトです。これなら害はありません。ですから、東京電力福島第一原発事故の前までは、一般の人は年間で一ミリシーベルト、原発作業員は年間で五ミリシーベルトまでは浴びても大丈夫とされていました。

しかし、「年間五ミリシーベルトなら安全」ではないデータも出ています。

毎日新聞〈二〇一一（平成二十三）年七月二十六日〉は、一九九一（平成三）年に白血病で亡くなった中部電力浜岡原発の作業員のケースを報道しています。この人は「下請け会社で原子炉内計測器の保守点検をしていた二十九歳の作業員で、累積被ばく線量は八年十カ月間で五〇・六三ミリシーベルト」でした。

福島第一原発事故直後、対応作業ができないために、当時の菅直人首相は「原発作業員が浴びてもいい被ばく線量を一年間五〇〇ミリシーベルトまでにできないか」と提案し、危険過ぎるとしてとめられています。それでも、国際的な批判を気にしながら、五年間で一〇〇ミリシーベルトまで引き上げています。これがどれだけ危険か、上記の二十九歳の作業員の例だけではなく、ほかの報道でも報告されています。

東奥日報〈二〇〇五（平成十七）年七月一日〉では、米科学アカデミーが世界の最新データをもとにまとめた報告書を紹介。「放射線被ばくは低線量でも発癌リスクがあり、職業上の被ばく線量限度である五年間で一〇〇ミリシーベルトの被ばくでも約一％の人が放射線に起因する癌になる。『被ばくには、これ以下なら安全』と言える量はなく、国際がん研究機関などが日本を含む十五カ国の原発作業員を対象にした調査でも、線量限度以内の低線量被ばくで、癌死の危険が高まることが判明した」というものです。

ちなみに、福島第一原発事故直後、亡くなった作業員二名があまりにも高線量で被ばくしているため、遺体が引き上げられたのは二カ月も経過してからでした。一人が青森県出身だったので、青森県の新聞には掲載されましたが、全国紙には載りませんでした。

私がここで述べたいのは、原発の危険性もありますが、むしろ、検診や医療機関で受ける診断用エックス線検査、特にＣＴ検査の危険性です。聞くところによると、ＣＴ検査一回の放射線被ばく線量は二〇～二五ミリシーベルトです。でも、マスコミの発表では六・九や七・九ミリシーベルトと、ＣＴ検査に害がないかのように発表されています。

昔はＣＴ検査の機器が一台一億円もしました。そこで、毎日膨大な数の患者を検査しないと赤字になってしまうという事情がありました。現在はもっと安くなっていますが、高価なために検査数をこなして償却しなければならないという事情に変わりはありません。

過去には小・中学校における胸のエックス線検査が春と秋にありました。一回二秒ですが、通算すれば二秒×二回（春・秋）×九年＝三十六秒。これだけの量を、子どもは放射線被ばくをしてきたわけです。この放射線被ばくが、子どもの白血病を増やす原因だと分かったときから、「結核が少なくなったから必要ない」という論理にすりかえられて、検査をやらなくなっています。

検査前後には「除染」効果のある食品を食べる

朝日新聞〈二〇〇五（平成十七）年十二月二十日〉の「私の視点」への投稿で、佐賀県立病院好生館外科部長、矢野篤次郎《とくじろう》医師も警鐘を鳴らしています。抜粋して紹介しましょう。

「人為的な放射線被曝《ひばく》の中では、検診や医療機関で受ける診断用エックス線検査による被曝量が最大だ。放射線被曝量と発癌の危険性が直線的関係だと仮定した研究論文

『診断用エックス線による発癌リスク――英国とその他十四カ国の見積もり』（英医学誌「ランセット」、二〇〇四年一月三十一日号）では、男女とも四十代から発癌率が急に高くなり、年齢とともに上昇すると推測されている。日本の診断用エックス線被曝が原因と考えられる癌の割合は世界一で、三・二％と推定されている。米国専門誌『ラジオロジー』（二〇〇四年七月二十三日号）の研究論文では、一回の全身CTで肺や胃に被曝する推定線量は、原子爆弾のような急性被曝を受けた生存者で、癌死亡が増え始める被曝線量に相当すると指摘している」

この論説を証明するかのように、毎日新聞が〈二〇一〇（平成二十二）年十二月二十六日〉に原爆症認定基準に関する報道の中で、放射線の線量と原爆爆心地からの距離の関係を報道しています。それによれば、胸のCT検査一回の放射線被ばく線量を九・六ミリシーベルトとしたうえ、「原爆爆心地から二・八五キロにいた人と同じだけ浴びる量」であるとしています。

大前研一氏も「大前研一の日本のカラクリ　放射能汚染は、原発事故よりCT検査が危ない（「PRESIDENT」二〇一二（平成二十四）年九月三日号）」の中で、米「TIME」誌（同年六月二十五日号）発表のCTによる被ばくの危険性を取り上げています。「一回のCTスキャンの発癌リスクは歯のエックス線を千四百回撮るのに等しい。飛行機では五時間飛行を二百四十回分。空港の全身スキャンを七万回受けるのに等しく、二十本入り一パックのタバコを毎日十九年間吸うのと同じ」だと言います。

さらに、「日本はOECD（経済協力開発機構。日、米を含め三十四カ国の先進国が加盟する国際機関）諸国の中で、人口百万人あたりのCTスキャナの台数において突出している」と公表されています。ほかの国々がCTのリスクに気づいて導入を抑制しているなか、日本だけが倍から数倍というように、一直線に数を増やし続けている異常な事態となっています。

では、私たち日本人はどうすればいいでしょうか。検査に頼りきらないということはもちろんですが、検診でどうしても放射線被ばくしてしまう場合もあります。その場合は、身体のなかを「除染」することです。

放射線被ばくすると、細胞にぶつかって過剰な活性酸素が出ます。それが遺伝子を傷つけて、身体をどんどん酸化させてしまいます。それを取り除く成分を持つ食品が、リンゴ、クルミ、プルーン、ブルーベリー、赤ワイン、豆類（乾燥黒豆・乾燥金時豆・大豆）などです。リンゴに含まれる食物繊維「アップルペクチン」は、加熱するとその効果が高まります。ＣＴ検査やエックス線検査の数日前から、このような食品を食べるようにしてください。

漢方医学による究極の癌治療

横内醫院は自由診療で、セカンドオピニオンとしての治療を行っています。先に述べたように、健康保険制度では細かい規則にがんじがらめに縛られ、私の理想とする診療ができないからです。

セカンドオピニオンとは「二つめの意見」という意味で、複数の専門家の意見を仰ぎ、より病状に適した治療法を患者さんが選択するために、完治が難しい癌などの分野で多く見られるようになりました。

当院で治療を受けられる患者さんには、当院の予約を終えたら、今、かかっている病院で「セカンドオピニオンを受ける」と伝えてもらいます。そして、エックス線写真やＭＲＩ、ＣＴなどの写真、血液検査結果など、「診療情報提供書」を病院側に作成してもらい、入手可能な範囲でそれらを手に入れてもらいます。

気をつけなければいけないのは、当院の診療を受けるために通院や入院されている病院を自分からやめてしまうと、現代医療では「治療放棄」と見なされ、その病院での治療が受けられなくなる可能性があることです。そうなると、次の治療を受けるさいにほかの病院まで出かけていかなければなりません。ですから、現在かかっている病院はやめてしまわないようお願いしています。

初診時にお持ちいただくものは、ほかにもホームページに掲載されている問診票に記入したものを、併せて持参してもらいます。

来院された患者さんには、初診の診療に四十分～一時間かけています。

特に末期癌の治療では、患者さん自身の協力が不可欠です。病気になった経緯をお聞きしてから、患者さんの顔色、表情、舌を観察し、胸やお腹の聴診、さらにお腹の触診をします。次に、パワーテストで患部や体の各箇所をより詳しく診断します。癌の活動の有無、ウイルスや細菌感染、寄生虫、リウマチ反応の有無を判定します。

診療しながら、同時にインフォームド・コンセントを行います。カルテとは別に、私が工夫した様式をコピーしたもの（半導体レーザーによる診断結果と治療法）を用意しておき、病状を説明しながら必要事項を記入していき、診療が終わったときに患者さんに渡しています。

この用紙には、電磁波などの生活習慣にたいする注意事項が書いてありますので、治療だけでなく予防にも役立ちます。保存しておくと闘病記が出来、余白に日常生活のメモをしておくと日記にもなります。用紙に書いた結果をもとに、漢方薬の処方、気功布の治療に移っていきます。

要必読！　漢方薬の特質について

昨年に上梓した前著『絶望を希望に変える癌治療』（たま出版）では、読者から多くの反響をいただき、現在、電話がとても多くなっています。混乱した患者さんからの電話も増えています。当院の治療方針に沿った治療を受けていただくためにも、電話の前、来院の前に、以下の点に留意していただくようお願いしています。

①「この癌にはこの漢方薬」ではなく、「この人にこの漢方薬」

さまざまな情報から、「この癌にはこの漢方薬が効く」と思い込んでしまっている人がいます。しかし、患者さん一人一人の顔が違うように、一人一人体質も違います。例えば、同じ肺癌でもAさんにはこの薬、Bさんにはまったく違う薬というように処方しなければなりません。しかも、長年にわたるノウハウをもとにした独自のオリジナル処方なので、ほかの病院や漢方薬局で推奨している漢方薬の処方とはまったく違います。当院の治療を受ける場合は、必ずこちらの処方に従うようにしてもらっています。

②初診をせずに漢方薬は送りません

当院は漢方薬局ではありません。患者さんが勝手に判断して「この漢方薬を送ってほしい」という依頼もありますが、おことわりしています。それは、前記①の理由からです。ごく特例として認めるのは、寝たきりで足腰が立たない、そのうえ身内がいない、という条件下の患者さんだけです。その場合でも、ほかの患者さんと同じく、CTなどの画像や検査結果の資料を送っていただくことが必須です。

③中途半端な知識に縛られない

「漢方薬は肝臓を悪くする」と主張する医師もいます。確かに、肝臓に良くないものが入っている漢方薬もあります。しかし、当院では最高の品質の漢方薬をそろえ、十分な経験を積んだうえで扱っています。中途半端な知識をうのみにするのはかえって危険です。

④漢方薬には一等級から三等級まであり、値段もさまざま

漢方薬には、効き目の高い順番に、一等級から三等級までのランクがあります。当然ながら、一等級の漢方薬の単価は高く、九〇%以上が中国国内の十倍もの値段で日本へ輸出されています。中国国内で出回っているのは二等級、三等級が多いので、中国の富裕層は品質のいい日本の漢方薬を飲んでいます。しかし、一等級も三等級も、見比べただけではまったく違いが分かりません。

患者さんによっては「横内醫院の漢方薬はなぜこんなに高いのですか？」と質問される方もいます。当院は、効き目の一番高い一等級だけをこだわって使っています。品質を落とさず、いいものをできるだけ安く患者さんに提供しようと工夫・努力していますが、こちらの思いが患者さんに伝わらず、悔しい思いをすることが時にあるのも事実です。

⑤ 農薬の安全性について

近年、中国産の農産物、食品の残留農薬が問題となっています。大都市近郊の残留農薬の水質汚染、土壌汚染は深刻です。これらをふまえ、二〇〇六（平成十八）年五月二十九日より、日本では食品衛生法に基づいて残留農薬基準値のポジティブリスト制度が導入された結果、現在では漢方薬も厳しい基準で供給体制がとられるようになっています。当院では、信頼性の高い輸入業者を選択し、漢方薬を仕入れています。

漢方に理解のない一般病院もある

患者さんには、当院で治療する前に、それまで治療を受けていた病院からデータを出してもらいます。

ところが、そのとき主治医に「漢方をやるなら、もう診ないよ」と冷たくあしらわれる癌の患者さんが少なくありません。言葉で脅されてしまうのです。医師からすると、「自分のやってきた治療経過が追えない」「横内醫院での漢方治療のデータがとれない」「自分はいいと思うけれど、自分の所属する医療チームがマニュアルにないやり方を認めない」などの事情があります。

しかし、保険診療を使っている医師に、患者を拒否する権利はありません。患者が病院にデータを出してもらう権利はありますから、病院がことわることもできません。

漢方を知らずして漢方に偏見を持つ医師は、「漢方なんかで治る癌があるか！」とも言います。また、自分の体面しか気にしていない医師もいます。

膵臓癌の患者さんの症例をあげてみましょう。

西洋医学だけの治療では膵臓癌を治せないことは、どなたでもご存じの事実です。それを、私が「東洋醫学併用療法で治した」という実績をあげたとき、ある教授が言った言葉が今でも耳に残っています。

「顔に泥を塗られた」

患者のことを考える医師なら、「どうやって治したのだ？　その治療法を教えてくれ」と聞くのが、本来のあり方のはず。しかし、これが今も続く日本の医学界の姿なのです。

このようなことから、それまでかかっていた病院と横内醫院の間で板ばさみとなってしまう患者さんも出てきます。なんとかしてあげたいのですが、当院としては「どうしてもうちに来なさい」とは言えません。それまでかかっていた病院の医師の機嫌をそこねて、ほかの病院を探すのは大変なので、なるべく現在かかっている病院をやめてしまわないようにしてもらいたいからです。

アメリカの病院では、このような場合、すぐに協力態勢をとってくれます。ですから、最近では「アメリカで発表してみてはどうか」とも勧められています。アメリカで先に認められれば、「アメリカへ右にならえ」の日本医学界ですから、一気に協力態勢の確立へとかじ取りができるかもしれません。

当院では、これまで相当数の実績をあげているにもかかわらず、当院へ勉強にくる医師はごくわずかです。今まで勉強にこられた医師のみなさんは、自分の収入を減らしてでも、横内醫院に来て、そのノウハウを吸収していきました。もちろん、すぐにノウハウが身に付くわけではありませんが、基本的な考え方やプロセスは理解してもらえます。

もし、本書を心ある医師のみなさんがお読みになっていたら、困っている患者さんのため、自分の立場や主義を捨て、私の治療にご協力ください。当院の見学も歓迎いたします。

癌の自己発見法と予防法

四十代になると、三十代の二倍、癌で亡くなっています。さらに、五十代になると四十代の二倍、というデータがあります。そこで、「四十歳を過ぎたら必ず検診を受けましょう」となるわけです。

外科医時代、ずいぶん多くの癌を手術しました。手遅れの癌で来院する人には、だいたい決まったパターンが見られました。それは、あまりにも自分の健康に自信を持っていることです。例えば、「うちは癌家系じゃない。みんな体だけは丈夫なんだ」という人たち。でも、癌に関しては注意しても、し過ぎることはありません。とは言っても、心配のし過ぎではなんにもなりませんから、年に一回は必ず検診を受けるか、信用のおける医師のいる病院で検査を受けてください。

毎年続けていれば、たとえ癌が見つかっても、早期癌なら、腕のいい外科医に手術してもらえば一〇〇％助かります。しかし、いくら早期癌でも、根治手術を正確にできる外科医でなければ一〇〇%の保証はありません。つまり、癌の発見から手術までは、すべてが医師の腕次第。だからこそ、腕のいい医師を探すのが重要です。

ここで、簡単な癌の自己発見法を紹介しておきます。次の症状に注意してください。

☆癌の自己発見法

【食道癌】喉のつかえ感、異物感がある。お酒飲みに多く、特に酒を飲みながらタバコをたくさん吸う人がかかりやすい傾向がある。

【胃癌】上腹部の膨満感、圧迫感、食欲不振。軽い上腹部鈍痛の場合もある。

【大腸癌】血便、排便異常、腹部膨満感

【肝癌】疲れやすい、右上腹部不快感、B型肝炎の既往

【肺癌】せき、血痰、胸痛、息切れ

【脳腫瘍】頭痛、嘔吐、吐き気、ひきつけ、ふらつき、言語障害

【乳癌】乳腺のしこり

【子宮癌】性交時の出血、異常なおりもの

以上の症状がありましたら、すぐに検査を受けてください。

癌の予防法

次に、癌の予防法を書いておきます。詳しい根拠は前著『絶望を希望に変える癌治療』（たま出版）を読んでいただくとして、ここでは簡単に解説します。

①牛肉および乳製品をやめる

癌や大腸癌の原因です。癌患者の患部に癌ウイルスとともにほぼ一〇〇％発見されるのが、クラミジア・トラコマーテスですが、この細菌の大好物が「牛肉、牛乳、乳製品」です。細菌に餌をやっていては治りません。

②玄米食・健康食品に注意

玄米には、身体を冷やすフィチン酸という成分が含まれています。毎日食べると身体の冷えから免疫力を弱め、病気と闘う力を阻害します。

③電磁波被ばく・過剰な放射線被ばくを避ける

家庭の電化製品は、癌の原因となる多くの電磁波を発生させています。使わないときには電源コードをはずすか、待機電力をカットするスイッチ付きの電源コードをOFFにしてください。放射線治療では最小量の被ばくにとどめ、病院の検査を受けるときは医師にしつこく確認し、本当に必要な検査・緊急避難的な治療以外は受けないことです。

④タバコをやめる

タバコを吸いながら癌を治した患者はいません。副流煙はさらに危険なので、ご家族ごとやめてください。タバコの煙を吸い込む環境に身を置かないことです。

⑤口腔内の免疫力を高める

歯の金属（歯科合金）を取り除き、正しい歯並びにします。すぐにできなければ、うがいを心がけてください。また、食事のときにひと口三十回以上かんで食べれば、脳の血流が良くなり、不老ホルモンの含まれる唾液が出ます。

⑥活性酸素を取り除く

一番有効なのが水素です。水素水で摂取すれば水素と活性酸素が結合し、水となって体外に排出されます。同時に、水素が放射線で傷《いた》んだ身体を治してくれます。活性酸素を排出できる食品にはリンゴ、クルミ、プルーン、ブルーベリー、赤ワイン、豆類（乾燥黒豆・乾燥金時豆・大豆）があります。

⑦　パセリを食べる

食物に含まれる有害成分（ダイオキシン、食品添加物、農薬、防腐剤、重金属、抗生物質、身体に合わない薬）の毒消しには、パセリが有効です。有害成分を吸着して体外に出す効果があります。

心豊かな二十一世紀の医療を目指して

では、最後に、これからの医療がどうあるべきか、私の考えをまとめてみます。

1　患者中心の医療へ

心豊かな医療の前提とは、医師、および医療人が心豊かな人間であることです。厳しい受験戦争を生き抜いて入学した現在の医学生は、ともすると人間性をそぎ落とされ、時には豊かな感性さえも失っています。看護師も同様です。これでは、患者の心のケアができるわけがありません。医療人には、受験戦争を勝ち抜く学力は当然必要ですが、同時に豊かな人間性、細やかな感性の持ち主を選抜すべきです。全人的医療、包括的医療は、日本の教育、家庭の教育のシステムを考え直すところから始める必要があります。

2　CureとともにCareを

最近は「Cure（治療）よりCare（看護）」と言われますが、両者は車の両輪のようなもので、切り離して考えるべきでありません。どちらも大事です。

科学技術の進歩の恩恵を受けた現代の医学医療の発達には、目を見張るものがあります。しかし、末期癌や悪性リウマチなど、治療の困難な疾患は依然として問題が解決されていません。難治性疾患にたいして効果をあげている東洋醫学併用療法に目を向け、医師はCureそのものの質を高めるべきです。

Careもまた患者中心の心で推進されなければなりません。医師ばかりでなく、看護師もまた、技術、人間性において、もっと厳しく自分を磨く努力をしなければ、Careも形だけのものに陥ります。

3　Quality of lifeに貢献できる医療を

医療をとりまく社会情勢が大きく変われば、それに伴って医の倫理も影響を受けます。この流れの中で生まれたのが、バイオエシックス（生命倫理学）と「患者の権利」です。患者の権利とは、インフォームド・コンセント（完全な情報を与えたうえでの患者の同意）と、患者の自己決定権を二本の柱とするものです。これでようやく、医療が医者の論理から患者の論理を中心に考えられるようになりました。

例えば、ひたすら拡大根治手術を目指した医療から、手術後のQuality of lifeを高めるのを目的に集積された理論的、学問的裏付けを基礎として、根治手術そのものが見直されています。乳癌における縮小手術、正常な生理的機能を温存した手術がその一つの表れです。これからも、末期癌において「患者に残された日々をいかに有意義に過ごしてもらうことができるか」というターミナルケアへの関心の高まりが、

Quality of lifeを考えていく力となるでしょう。

4　予防から治療まで、包括的医療を

従来の医師は、病気を診断して治療することだけに専念していました。その結果、医療制度をはじめとした医療政策にたいし、あまりにも無関心であり過ぎました。これからの医師は、「病気を治し、病を癒やす」だけでなく、健康人にたいする成人病予防のための生活指導を含めた「包括的医療」をもっと進めなければなりません。これによって、医師および看護師、その他のコ・メディカルによるチーム医療が展開されれば、各部門の重要性が認識され、医療人の生きがいも強くなるに違いありません。

第二部

癌になった医師が受けている癌治療

1．癌になった医師による、横内醫院での癌治療

パワーテスト、気功、漢方薬の三つが高いレベルでマッチした、無駄のない治療法

医療法人社団大沼公園クリニック院長　深山明義

横内先生、大変お世話になり、ありがとうございます。先生の治療を受けてまだ六カ月ですが、自分の体調、検査成績が良好なことから、確かな手応えを感じております。これからも長くお世話になると思いますので、よろしくお願い致します。

今回、本を出すにあたって体験談を書いてほしいと先生より要望があり、とてもうれしく思っております。ただし、私の場合は横内醫院での治療を開始してから日が浅いので、それ以前の経過報告が長くなってしまうことをご了解ください。

それでは、癌患者としての体験談と同時に、一医師としての考察も書かせていただきます。

私の場合、特に自覚症状はありませんでしたが、自身で腫瘍マーカーを調べたところ、CEAが17・1と、高値（正常値5未満）でした。これだけ高ければ、一番に考えられるのは大腸癌でした。平成二十四年三月二十三日に、知り合いの医師がいる函館医師会病院で調べたところ、S状結腸癌が見つかりました。同時に、肝臓に二カ所の転移巣も判明しました。

一カ所は一センチ大でしたが、もう一カ所は約五センチ大あり、一部が右下肝静脈に浸潤していました。医師は、「原発のS状結腸癌の手術はまず行うべきだが、転移巣は化学療法を行った上で手術を検討すべきでしょう。助かる可能性はあります」と言って励ましてくれました。治療は、化学療法のことも考えて、腫瘍内科専門医のいる札幌斗南病院で受けることにしました。

四月二十五日、腹腔鏡《ふくくうきょう》下にS状結腸癌を摘出、同時に下腸間膜動脈および所属リンパ節二十二個も摘出、そのうち五個に転移がありました。術中に分かったことですが、肝臓左葉に二カ所五ミリ大の小結節があり、生検で癌を確認しています。すなわち、術前のCT画像で判明している二カ所の転移も合わせると、合計四カ所の転移があったのです。

術後の経過はほぼ問題なく、腫瘍内科に転科しました。主治医から重要な説明がありました。

「肝臓の転移巣四カ所のうち、一番大きな腫瘍は右下肝静脈に浸潤があり、この状態で無理に手術すると、本幹の下大静脈に腫瘍が流れて、肝転移を起こす危険が大きい。化学療法（抗癌剤治療）を進行したうえで腫瘍が縮小すれば、根治手術も望めると思う」

私が根治手術を望んだのは言うまでもありません。五月二十二日より化学療法を開始しました。その内容は、標準治療であるＦＯＬＦＯＸ療法に分子標的薬のアービタシクスを加えた強力なものでした。それを二週間おきに六回進行しました。その結果、転移巣が著しく縮小し、手術可能となりました。

なお、話は前後しますが、私自身、漢方薬に多少の心得がありましたので、四月より漢方薬を自ら処方して服用していました。最初は十全大補湯《じゅうぜんだいほとう》単独でしたが、抗癌剤治療開始後は午車腎気丸《ごしゃじんきがん》も併用していました。そのためか、抗癌剤の副作用には、あまり悩まされませんでした。

また、食事療法（アルコール、肉、動物性脂肪の禁止、塩分制限、玄米、野菜、果物、植物性蛋白を多くとる）も実行していました。食事に関しては、横内醫院の指導を受けてから若干の修正があります。

話が横にそれましたが、八月二十九日、開腹下に肝臓の転移巣を切除しました。転移巣は、画像上確認できた二カ所以外に、画像に写っていないものが五カ所ありました。全部で大小七カ所の肝転移があったわけです。大腸癌の肝転移を手術できた場合の五年生存率は約三〇～四〇％ですが、再発率も約六〇％と言われています。

再発率は、転移している腫瘍の数、大きさ、場所、組織型によって左右されます。私の場合は中分化型の粘液癌で、悪性度も比較的高く、数、大きさ、静脈浸潤度（抗癌剤で改善はされているが）からして、再発の恐れがかなりあると思われました。術後は、再発防止の目的で、術前と同じ化学療法を開始しました。途中で白血球が減少したため、休みの間隔を長くしたことが二回、アービタシクス単独療法を二回など、多少のつまずきはありましたが、何とか年内に六回終了しました。平成二十五年一月からは経過観察のみとなり、以後は腫瘍マーカーも安定し、肝転移再発もなく順調でした。もちろん、漢方薬服用も食事療法もきちんと続けていました。

そんな折、九月のある日に朝日新聞の広告で横内正典先生の『絶望を希望に変える癌治療』を目にしました。興味があったのですぐに取り寄せて読みました。それは、現代医学の常識とはかけ離れた治療法ですが、漢方医学に関心のある私には十分な説得力のある内容でした。一度診察を受けてみたいと思いましたが、やがて現実となったわけです。

十月十五日、一年ぶりにＣＴを撮りましたが、両肺に転移と思わせる所見（左肺に二カ所、右肺に一カ所）が見つかりました。主治医から、「再発です。肺は肝臓と違って再生能力がないから、手術で摘出した分だけ肺面積、すなわち肺機能が低下します。単発ならば手術で摘出する選択肢はありますが、多発性の場合は、手術は勧められません。二カ月後CTを撮りますので、そのときもう一度どうすべきか検討しましょう」と説明を受けました。

自分でもある程度の予測はしていましたが、再発を宣告されたときはやはりショックでした。これは、同じような経験をした人にしか分からない苦しみです。

手術できなければ化学療法になりますが、根治目的ではないので受ける気はまったくありませんでした。一時的に抗癌剤が効いても、やがて耐性が出来て、毒性が蓄積されます。何もしないという選択肢もありますし、実際にそうする人もいると思います。

幸い、横内醫院のことを知っていましたので、私は、横内先生に託してみようと決心したのです。

十二月十一日、横内醫院初診です。すでに斗南病院および私からの診療情報が届いていましたので、スムーズに診療が進みました。パワーテストによる診断結果は、やはり両肺に癌の活動が見られるが、他の部位は問題なし、種々のウイルス感染（アデノウイルス、ヘルペスウイルス、帯状疱疹《たいじょうほうしん》ウイルス、サイトメガロウイルス）、クラミジア・トラコマーテス感染が見られ、これらのウイルスや細菌が癌の活動を加速させているので、その駆除が緊急課題と説明してくれました。

その際、今まで飲用していた漢方薬は適合していないと判定され、新たに三種類の漢方薬が処方されました。一つ目は、抗癌中草薬の代表的なもので、ウイルス、細菌の入らない体をつくる体質改善の働きを持つもの。二つ目は、ウイルスや細菌を叩き、ウイルスや細菌の入らない体をつくるもの。三つ目は、肝臓、腎臓の働きを良くして免疫力を向上させるものです。すなわち、体の抵抗力を強化する一方で、癌の活動を抑える（原因にたいする攻撃を加える）という、「功補兼施《こうほけんせ》」の治療です。漢方薬の名称をあえて避けたのは、横内先生が独自に開発したものだからです。

同時に、気功治療の説明も受けました。横内先生に「癌の根を断つツボ」を教えてもらって、その場所に「気」の入った布を貼ってもらいました。私の場合は全身九カ所ですが、これを二十四時間貼った状態にします。また、気を入れた名刺を、朝起きたときと六時間毎に使う指示を受けました。後頭部のツボ（脳戸《のうこ》）と頭頂部のツボ（百会）に三十秒ずつ当てて、気が全身をめぐるようにするのです。それによって、服用した漢方薬が病巣部を選んで届く効果があるということでした。電磁波（電子レンジ、携帯電話、パソコン、テレビ、電機製品）は、気の流れを停滞させるので、電磁波対策として横内先生が開発した電磁波ブロッカーを気功名刺と一緒に「お守り袋」に入れるように言われました。

なお、横内先生の気の入った布や名刺はほぼ一生使えるものです。詳しいことは先生の著書『究極の癌治療』を読んでいただければ分かると思います。

その他、食事の注意点（乳製品、玄米の禁止）、受動喫煙の害、口腔免疫の強化、手指体操などの指導も受けました。函館の自宅に戻ってから毎日、漢方薬を一番煎じと二番煎じで飲んでいます。また、六時間毎に気功名刺を脳戸と百会に当てることも続けています。

本年一月十日、メールで写真を送りましたが、血流が良くなっているとの判定でした。二月二十四日も、写真上、体調良好と判断できるとのコメントでした。二月十七日の斗南病院の診療では、肺転移の大きさは変化なく、腫瘍マーカーも正常値で安定していました。

三月二十二日　横内醫院より、自分のスナップ写真から、「癌の勢いがかなり弱くなっていると判断できます」と言われました。

続いて四月二十一日、斗南病院でのＣＴスキャンでは、肺転移巣の大きさ、数については、昨年十二月の時点と比較して変化がありませんでした。他の部位は異常なしとのこと。腫瘍マーカーも安定してきました。

五月七日　横内醫院にて、ＣＴスキャンの画像をパワーテストで診断していただいた結果、癌の活動が著しく減弱していると判定されました。

これによって、前途に大きな希望が持てるようになりました。これからも頑張っていきたいと思います。

私がここまで回復できたのは、妻の協力が非常に大きかったといえます。

私の病気発見の糸口を与えてくれたのも、妻のおかげでした。というのも、妻が腫瘍マーカーを調べたいと言ったので、ついでに私も一緒に調べたところ、高いことが判明したのです。もしその時に調べなかったら、どうなっていたか判《わか》りません。

また、新聞の広告を見て、横内先生の著書があるのをさりげなく教えてくれたのも妻でした。もし教えてくれていなかったら、横内醫院の存在を見逃していたかもしれません。妻は、私の入院中の世話、食事療法にも多大な労をかけてくれました。本当に頭の下がる思いです。

ほかにも、私はこれまでに多くの医師のお世話になっています。癌を発見してくれたY医師、入院する病院をアドバイスしてくれたT医師、食事療法の大切さを教えてくれたM医師、二度にわたる大手術を施行してくれたK医師、適切な抗癌剤治療を施してくれて、現在もお世話になっているT医師、そして横内医師、これらの中で一人でも欠けていたら、現在の私はありえません。感謝の気持ちでいっぱいです。

最後に、横内醫院の診療について、医師の立場から評価してみたいと思います。

横内醫院の癌治療の根幹は漢方薬と気功で、癌遺伝子の傷を修復することにあります。それによって癌の発育が停止して、癌が治るのです。ほとんどの漢方薬は、横内先生が自ら苦心して開発したものです。漢方薬には先生の気のエネルギーが入っているので、確実に病巣に行き届きます。患者さんに処方する漢方薬は、パワーテストで有効と判断されたものだけです。この判定の正確さは、漢方でいう「随証投与」をはるかにしのぐものといえます。気功治療をすると漢方薬が病巣に行き届く効果をもたらすので、漢方薬の効き目が増強します。

パワーテストは、漢方薬の判定のみならず、癌の活動性の有無を調べるのに必要不可欠です。これは、横内先生の知識や経験は当然として、第三者の看護師長の存在が大きいのです。パワーテスト、気功、漢方薬の三つが高いレベルでマッチして、無駄のない癌治療が可能になっているのです。

西洋医学しか信用しない人にはとても理解できないかもしれませんが、横内先生の治療の確かなことは、横内醫院での治療実績数にあるように、多くの末期癌の患者さんが生存している事実から明らかです。横内醫院に見学、研修に来ている医師たちの証言もそれを裏付けています。横内醫院は、世界で最も高い確率で末期癌の患者さんを治しているといっても過言ではないと思います。横内醫院の治療を受けられる人はごく限られた人だけであり、私は幸運にもその中の一人であることに感謝しています。

横内先生が今の治療を確立するまでには、多くの苦労や努力があったと思います。

先生の癌治療にかける執念に敬服します。
この本をお読みになっている人たちにも大きな励みになれば幸いです。

人間を一つの単位として治療する、理に適《かな》った治療法

浅井クリニック院長　浅井康友

サイレントキラー、癌は、最初は音もなく症状もなく忍び寄ってきます。気がついたときには進行していて、私の場合にも、前立腺導管癌が膀胱《ぼうこう》にまで浸潤してしまっており、膀胱前立腺の全摘手術をしなければなりませんでした。

ＰＳＡの値を常にチェックし、尿の細胞検査も怠りなかったのに、突然、進行癌と言われたときには、青天の霹靂《へきれき》で、目の前が真っ暗になりました。しかも、当たり前のように抗癌剤を服用したため、副作用で手術前よりも十二キロも体重が減ってしまいました。

加えて、リンパ節転移、肺転移もあり、不安な日々を過ごすばかりでした。免疫療法、温熱療法なども試しましたが、効いているという実感はありませんでした。

そんなときに、妻が買ってきた横内先生の『絶望を希望に変える癌治療』を読み、さっそく無理なお願いをして、診療の予約をしました。

パワーテストを受けるという初体験をしましたが、痛くも痒くもなく、これは体内の物質に共鳴するかどうかといういわば二進法で、しかもすぐに診断結果が出るという優れものです。横内先生の本にもいろいろと説明されていますが、実際に診察を受けてみると、十分足らずでサラッと行われ、とても驚きです。

診断ももちろんですが、投薬（漢方薬、その他の薬も含め）などにおいても、すべてパワーテストが活用され、何が本人に一番合うかを探しておられます。そのためか、もっと苦く飲みにくいと思っていた漢方薬も、わりとおいしくいただいております。最初は蜂蜜を足して飲んでいたのですが、最近は煎じたままを指示通りに服用しています。

驚いたことに、二週間ほどたつと、足の爪白癬《はくせん》症が根元からきれいになってきたのです。今まで何をしても治らなかった爪の水虫が良くなってきたことで、体質改善がうまくできていると確信しました。

また、体重も半分戻り、知人等からは、顔色が良くなった、以前よりも元気そうだと言われるようになりました。このままうまく癌にも効いていると信じて、今の治療を続けようと思っております。

世間では、遺伝子治療とか、分子標的薬といった方向に治療が向かっているようですが、それよりも私は、横内先生の治療のように、人間を一つの単位として治療するのが理に適っていると思います。昔から「病は気から」と言いますが、どこかで気が抜けたから癌になったのでしょうか。

いずれにしても、癌をやっつけるためには、必ず治ると信じて毎日漢方を飲んで、生き生き体操をして体幹を鍛え、頑張ってもう少し生きたいと思います。

横内先生、癌が消えるまで、これからもよろしくお願いします。

横内先生二十年の歩みを友人から見て

高木整形外科院長　高木邦彦

私が横内先生に初めてお会いしたのは、約二十年前、ある医学会の講習会の集まりであった。そのとき、講習会に出席していた私は、少しでもこの技術を自分に取り入れようと、盛んに講師に質問していた。ところが、私の後ろの席から私以上に質問をしていた学究の方がいた。目が大きく、声も大きかった。それが横内先生であった。

彼とは、何度かその医学会で意見を交わすうちに、自然に親しくなっていった。彼は「私が、日本の癌の末期医療の五年生存率では、ずばぬけている」ということを語ってくれたのであるが、最初は私にはピンとこなかった。しかし、少したってから、嫌でもそれを認めないではいられなくなる日がくる。彼が『末期癌の治療承ります』（光雲社）と『究極の癌治療』（たま出版）を続けて世に出したからである。

彼の治療によって、大学病院で余命三カ月と宣言された末期膵臓癌と、手術不能の肺癌で、五年生存を果たした症例は、百例を超える。その事実は、私を大変驚かせた。

さっそく横内醫院へ勉強に通わせていただいたところ、地方の大病院で膵臓癌と診断されて横内醫院に治療に来ておられた患者さんがおられたが、私が驚いたのは、そのカルテの厚さだった。ふつうなら、ほんの二〜三の治療で話が終わってしまっても不思議ではないと感じた。

彼の診療を見ていて感じたのは、彼の治療は、人間が本来持っている「自然治癒力」を使っているのではないか、ということである。アメリカで、医師だけが使う用語で「オステオパシー」という言葉があり、その根本的な考えに「身体は自己調整機能を持つ」というのがある。つまり、人間は自然治癒力を持つということである。私はアメリカでこのオステオパシーを学び、整形外科医としての目を開かせてもらった。

そうした考えを聞いたとき、横内先生の言われる「遺伝子を傷つけるものを個々の患者さんの生活の中から見出し、それを、水道水、タバコ、食事などにわたって、事細かく患者さんに指導する」ということの意味が理解できた。横内先生は、そうやって、癌の発生メカニズムに関与しているウイルスや、それまで医学界であまり注目されなかったトラコマーチスなども、原田先生と一緒に研究された。

また、「電磁波」が癌の発生にかなり関与しているということは言われてきても、それを解決する方法が十分でなかったが、先生は強力な「電磁波ブロッカー」をつくってしまった。この電磁波ブロッカーは彼以外にできないと私は確信している。

さらに、「口腔内の歯の治療での金属のイオン」が癌に取り込まれている事実を知るや、歯の治療の徹底や、歯の治療のできない人には、オゾンナノバブル水などの有用性を発見された。横内先生は、「電磁波ブロッカーと歯の治療の金属のイオンの発見後、急速に治療成績が上がった」と言っておられるが、この二つの発見は彼にしかできなかったと思う。

こうやって、彼の治療法は毎日確実に進歩している。

実は、かく言う私も、横内先生に癌から救ってもらった患者の一人である。加えて、私の母も、二年前の九十歳の時、地方では有名な病院で癌を宣告され、横内先生に救っていただいている。

私の場合は、三年前の六十五歳の時、前立腺癌にかかり、横内先生に救っていただいた。お礼の言葉もない。

癌と診断されて

上祖師谷クリニック院長　上井節子

平成十六年の夏のこと、突然、便上に血液がドロッと出て、ハッとしました。しかし、その頃旅行の計画がめじろ押しになっていて、便が硬いから切れたのかもしれないと、勝手にいい方に解釈して、あちこちに出かけていました。と申しますのも、当時九十三歳の母が動けるうちに連れて行ってあげたい気持ちから、ハードスケジュールになっていたのです。

千葉県の勝浦でも、草津温泉でも、鮮血が最後に出るので、その年の十二月、思い切って専門医の内視鏡を受けたところ、即座に「進行癌です」と言われてしまいました。小児科の病院を開業して、二十一年たったときのことです。

一番に相談すべき主人も、大学の消化器専門の内科教授でしたが、すでにその五年前に他界してしまっており、大変残念！

そんな状況で、幸いにも教え子の先生方に相談することができたのは、亡き主人のおかげです。

五段階の三ということで、どこで手術するかが問題になりました。

主人の留学先であり、私の先輩でもあるドクター・シンヤ（ニューヨーク在住で消化器内視鏡のパイオニアであり、かつ世界的権威）に相談したところ、虎の門病院の外科部長を紹介されました。

ところが、ドクター・シンヤからは、開腹術でしてもらった方がよいと言われ、外科部長からは腹腔鏡を勧められ、当時千例近くの腹腔鏡での成功例を示されたうえで、予後も開腹術とあまり変わらない成績で、しかも社会復帰はずっと早いというメリットも示されました。開腹術か腹腔鏡か、どちらにするか、とても迷いました。

外科部長のお話では、「ドクター・シンヤは、ヨーロッパでの腹腔鏡での成績を知っておられるから、開腹術を勧められているのでしょう。でも日本人は、器用で技術が高いんですよ」とおっしゃっていました。

私なりに両方を比較検討しているうちに、そういえば、主人は、すでに肝胆での腹腔鏡を手がけていて、これからは腹腔鏡での手術の時代になるだろうと話していたのを思い出しました。それでやっと決心がつき、腹腔鏡で受けることにしました。その時には、下血に気付いてからすでに六カ月余がたっていました。

その二十六年前、東大病院で馬尾神経腫瘍（腰椎の一番目と二番目の間に出来た神経鞘腫）の手術を受けていた私は、全身麻酔のさめ方で、当時とは雲泥の差を経験しました。当時、今にも死ぬようなこわい夢を次から次へと見たのに比べ、今回は、とてもいい夢を一つ見ただけです。これは、やはり麻酔の進歩だと感じました。

病気の種類や程度にもよりますが、腹腔鏡のおかげでしょうか、術後翌日から歩き、早い回復が得られました。仕事にも間もなく復帰しました。開腹では、到底このようなわけにはいかなかったでしょう。幸い、リンパ節転移もなく、病理の結果も、術前の三段階から二段階になり、少しほっとしました。二種類の抗癌剤を、三年間服用しましょうということになりました。

すべてが済んでみて、次のことに悩んだことがわかりました。
一、どこの医者にかかるか
二、どの先生に手術してもらうか
三、手術法を示された時、どの方法を選択するか

四、抗癌剤を何年続けるのか

これらの悩みを、最愛の主人にこそ相談したかった。しかし、主人のおかげで、教え子の先生方に恵まれ、いろいろ教えていただけました。

その一方で、手術の方法や、抗癌剤をどこでやめるかなど、先生方のご意見がいろいろあって迷いました。順調な経過のなかでも、排便が一日に十回もあったり、痛かったり、先行きどうなるのだろうと不安になっていました。

服薬も、一年でいいとおっしゃる先生と、三年、いや五年飲まないといけないとか、ご意見がたくさん出て、私を悩ませました。決めるのは私自身ですから、専門書を読んだり、文献を見たりして納得したいと思っても、奥深いばかりで、かえって迷ってしまいました。

その頃、東京女子医大の先生のご講演があり、抗癌剤を飲んでいても効果のない人と効果のある人とがある、その違いを早く見極めたいとのお話でした。当時、それは、まだ研究途上でした。癌の種類や進行度、本人のＤＮＡの問題など、いろいろな条件で異なるのでしょう。

私も早く知りたいものだと、そうこう悩んでいる時、息子が、本屋でいろいろ探してくれた中に、『末期癌の治療承ります』という注目すべき本を見つけ、著者である横内正典先生のご意見を一度伺ってはどうかと、私を連れて行ってくれたのが、横内先生との出会いでした。

先生は、初対面ではこわい感じがしましたが、どうしてどうして、大変やさしい温厚なお方で安心しました。先生独自の診察を受け、西洋医学ではない、人間本来の治癒力を引き出す、本人に合った漢方薬を選んでくださり、月一回のペースで、ご指導を受けることになりました。先生は、もともとは消化器外科医で、たくさんの患者さんを手がけてこられ救われたのですが、西洋医学だけでは限界があると悟られ、漢方医学を勉強され、自信を持って患者さんたちを救っていらっしゃいます。

直腸癌の手術から九年たちました。また、数カ月前には、十二指腸の腺腫が見つかった時も、内視鏡的に手術したのですが、先生のご診察とご指導が心のよりどころとなって、不安を解消していただいています。

これからも、私のようなたくさんの悩める患者さんたちを助けてください。

いまは、かえすがえすも、平成十二年に主人の腎細胞癌が見つかった時に、横内先生のことを知っていたらどんなによかったか、そればかりを思っています。

2. 医師仲間から見た横内醫院の治療法

桃雲堂高橋医院院長　高橋昭博

非常勤医は見た！

横内先生とのお付き合いですか？　本当に早いもので、面倒を見ていただいてもう三十年以上になります。

昭和五十七年の暮れに、「親分」山口富雄教授の主宰する弘前大学の寄生虫学教室に移りました。教室院外団の重鎮として君臨されていた先生と初めてお会いしたのは、教室の飲み会の場だったと記憶しています。それは格好よかったですよ。黒のスーツに黒のタートルネックという、全身黒づくめ、それにあの髭《ひげ》に、あの目力《めじから》でしょう。津軽にもダンディーな人がいるんだと思いましたね。基礎の教室に移って臨床から離れてしまうことに不安を抱いていた私に向かって、「お前が弘前にいる間は、私が責任をもって面倒を見る。何も心配することはない」と、津軽訛りの頼もしいお言葉をかけてもらって、本当に心強かったですね。

今回は、お前がこれまで見てきた横内正典を語れ、とのご下命です。

茫々三十年、最近は忘れる力がめきめき発達して、大概のことは忘却の海の底深くに沈んでしまっていますが、記憶の島をたどりながら当時を思い返してみたいと思います。

昭和五十八年から週一回、先生が院長を務める町立田子病院にお手伝いに参上することになり、臨床に戻る昭和六十二年の春までお世話になりました。今回の目撃談は、主としてこの田子時代のことになります。

まず、先生の診療風景、これは昨日のことのようにはっきりと覚えています。ブルーのケーシーの上下に白いジャケットという出で立ち。患者さんと、まるで雑談を交わすような感じで問診をとり、同時に触診で体のツボを探っていく。そして鍼治療。

同じように軽い調子で患者さんと会話し、時に大きく相槌を打ちながらツボに鍼を打っていきます。あんなに鍼を打って痛くないのか、と吃驚《びっくり》しましたが、患者さんはまったく痛がらず、かえって気持ち良さそうにしている。鍼治療を目の当たりにしたのは初めてでしたから、けっこう衝撃的でしたね。

治療は、当時からもちろん漢方が中心でした。葛根湯や八味地黄丸ぐらいしか使った経験がない身としては、漢方を主体とした治療は新鮮な驚きでしたね。しかも、先生の漢方の使い方は、あくまでも漢方薬がどの経絡に効くか、ということが処方の根拠で、漢方メーカーが配っていた処方集などとはまったく違う理論に拠っていましたから、正直、理解が難しかったですね。

また、先生は病院の改革に懸命に取り組まれている真っ最中で、外来の待合室には「酒は自殺行為、タバコは他殺行為」と大書された標語が掲げられていました。これには思わず仰け反《のぞ》ってしまいましたね。今でこそ、公の場での禁煙は常識中の常識、敷地内禁煙も当たり前ですが、なんたってまだどこの病院でも分煙さえされておらず、待合室はおろか、下手をすると診察机の上にさえ灰皿が置かれていた時代ですからね。

男性職員の大半がまだタバコを吸っていたにもかかわらず、命令一下、院内全面禁煙に踏み切れたのは、先生の類いまれなリーダーシップのなせる業だったと思います。ただ、当時まだタバコを吸っていた私もこの禁煙には大いに困惑しました。もう時効でしょうから白状しますが、何とか先生に隠れて吸える場所を見つけて、高校以来久々の隠れタバコを味わったものでした。ま、先生はとっくにお見通しだったと思いますが……。

それでも、先生の禁煙教育の賜物《たまもの》でしょう。私も田子に通っている間に、なんとかタバコを止《や》めることができました。タバコを吸う人間に、ものの味が判るはずがない、と常日頃先生が言われていたことを、文字通り、身をもって体験しましたし、心筋梗塞も起こさず、肺癌にもかからずにここまでこられたのは、横内先生のおかげだと感謝しています。

夕食の六時配膳という試みにも取り組まれていましたね。これも今でこそ当たり前ですが、当時は病院の夕食は四時とか四時半頃に配られるのが普通でした。職員の勤務時間の都合から、どこの病院でもそんなふうになっていたのでしょうが、先生は「それは職員の都合だろ。さっき昼食を食べたばかりですぐ夕食が出てきても食べられるわけがない。患者さんの希望に合わせるのが当然」と、全国の先進地に職員を派遣し、調査研究を重ねた上で、夕食の六時配膳に踏み切られました。確か、日本の公立病院では一番最初だったと思います。

先生が目指していたのは、ひと言でいえば「患者さん本位の医療」ということでしょう。その後の医療界の大きな流れとなる取り組みですが、当時はまだまだ取り組んでいる医療機関は少なかった。今にして思えば、先生はあの頃から時代より何歩も先を走っていたことに改めて気づきます。

そして、それまで積み重ねてこられた多くの自験例をまとめられ、満を持して「末期癌にたいする漢方併用療法」の成果を日本癌学会で発表されます。本邦初の癌と漢方についての発表ということで、多くのマスメディアに取り上げられました。この反響は大きかったですね。それこそ全国から、横内先生の治療を求めて青森の小さな町立病院に患者さんが押しかけてきました。東北道もまだ前線開通せず、新幹線も盛岡が終点の頃に、です。

先生の診療を希望する多くの患者さんを診察しながら、院長として病院を管理し、メディアの取材を受け、執筆や発表、講演活動も行うなど、この頃から先生は本当に忙しくなっていきます。一人で優に、医師三、四人分の仕事量をこなしていたように思います。それでも先生の疲れた姿を見た記憶がないのは、持って生まれた「気」のレベルの違いでしょうか。

田子病院にお世話になって間もない頃、先生から「心電図の勉強会をやれ」との命令を受けました。しかも「全職員を対象に」とのことです。付け焼き刃で原稿を仕上げて勉強会に臨みましたが、講義終了後、満座の前で、先生から「駄目、まったく下手。話が全然伝わらない。零点」という厳しい講評を下されました。さすがに悔しかったので、その後はない知恵を絞って工夫しながら講義を続け、どうにか先生から「まああ、かな」と言われる程度にはなりました。その後、糖尿病の勉強会も担当した記憶があります。これまで何とか恥をかかずに、人前で話す機会を乗り越えてこられたのは、このときの経験が大きい。先生には感謝しています。

先生は、院内の各セクションの職員みんなに、均等に勉強の機会を与えようと意識されていましたね。看護であれ、薬剤であれ、検査であれ、給食であれ、職員を積極的に県内外の学会、勉強会に派遣して研修させ、発表もさせていました。また、東京から専門家を招いて気功の勉強会も開いていました。わざわざ田子までこんな大家が来てくれるのかと、先生の人脈に吃驚した覚えがあります。こういった勉強の機会を通じて、職員の意識改革をもくろんでいたんだと思います。

そして、勉強会の記録を冊子として残そうという先生の発案で、勉強会記録「赤ひげ」が誕生することになります。今振り返ると、編集に携わった職員の方々は大変だったでしょうね。未経験の者が、まったくゼロの状態から一冊の病院誌をつくり上げるのは並大抵のことではありません。一方では院長からまだかまだかと急《せ》かされる。いや、実際はどうだったか判りませんよ、なんとなくそんな気がするだけで……。

いずれにしても、皆若かったんですね。横内先生が三十代の終わりから四十代はじめくらい、職員の大半は二十代から三十代前半。若くなければ院長の病院改革にも「赤ひげ」の創刊にもついていけなかったと思います。突如として降臨した、おっかない風貌の津軽人。その院長が掲げる病院改革。東洋醫学を駆使した癌の治療。そして院長の治療を求めて全国からやって来る人々。若く心優しい南部人である職員にとっては、十分過ぎるカルチャーショックだったと思いますよ。私自身、田子病院で体験したことには少なからぬ衝撃を感じていましたからね。これで職員の大半が院長より年上だったりしたら（それでも頓着なく院長は自分の方針を貫徹したでしょうけれど）、生じるフリクションはけっこう大きかったでしょうね。あの頃の田子病院は、院長のリーダーシップと職員の若い力がうまくかみ合って活力にあふれていました。本当にいい時代を目撃させてもらったと思います。

お父上の解剖に、先生と一緒に立ち会わせていただいたこともはっきりと記憶しています。前の病院時代に先生ご自身の手で手術され、田子の、これは先生のご自宅でだったと思いますが、最期を看取られました。解剖では、先生の見立てのほかに別の病変も指摘され、「参った。おやじに頭をガツーンとやられたような気がする。お前ももっと勉強しなくてはいけないぞと、おやじが俺に言っているんだな」と漏らされたのを覚えています。もともと、他人に厳しい以上に自分に厳しい方でしたが、この出来事を機に、さらに自分に厳しくなっていかれたような気がします。

田子病院で忘れられないのが、エキノコックスの患者さんです。エキノコックスという寄生虫病は、ご存知のように北海道が有名ですが、わずかながら、北海道と関係なく発症する患者さんもいます。北海道以外ではこれまで一体どれくらいの数の患者が発生しているのか調べろ、と教授から命じられ、ちょうど古今の文献を虱潰《しらみつぶ》しに調べているところでした。

世の中には運命的なめぐり合わせというものがあるもので、横内先生から、今度入院した患者さんでエキノコックスらしい人がいるぞ、との連絡をいただきました。話を聞いてみると、三十年前に盛岡の大学病院で手術を受け、肝臓の寄生虫の病気だと言われた、とのこと。本当に吃驚しましたね。調べていた報告リストのうち、本州で七番目、青森では三番目に発症した患者さんに間違いなく該当することが分かりました。

入手が難しい薬を手配して治療を試みましたが、結局患者さんは亡くなりました。横内先生の計らいでご遺族から承諾をいただき、弘前まで運んで解剖を行いました。先生の配慮で、田子~弘前往復に解剖の時間を加えて、ほとんどまる一日の間、運転役と看護師の二名の職員を付けてもらいました。「術後三十年を経過して死亡した多包虫症の一例」として、その時点までに青森県下で報告されていた十七例の考察を加えて『最新医学』に投稿、先生と名を連ねて掲載されたことは、足掛け五年通った田子病院での記念碑的な思い出です。

当時、弘前に、味も値段も一番だが、すぐ客を叱るので有名な強面《こわもて》の店主がやっている鮨《すし》屋がありました。噂はかねがね聞いてはいましたが、ある日、横内先生に連れられて初めて暖簾《のれん》をくぐってみると、店主と先生は旧知の仲で、意気投合し、談笑。ちょっと身構えていた私としては、拍子抜けの思いでした。津軽を代表する偏屈亭主の相好も崩してしまう、先生の器の大きさを感じた夜でした。

でも、それでいて、細かい気配りの人でもあるんです。それからも何回かその店には連れて行ってもらいましたが、帰りには、「はい、これ奥さんへのお土産」と言って、愚妻のために必ず太巻きを持たしてくれる。これって、なかなかできませんよね。田子、八戸、弘前、東京と、あちこちでご一緒させてもらいましたが、先生行きつけの店は、自称「食いしん坊」の名に恥じない、どこも旨《うま》い店ばっかりでしたね。

お酒ですか？　これは、ほんと、強かったですね。〝斗酒なお辞せず〟とは、あんな呑《の》み方を言うんでしょう。それでいて、大して酔った素振りもみせず、肝機能なんかきっと今でもまったく正常でしょう。尋常じゃありません。

酒といえば、あっちのほうはどうだったか、ですって？　この点に関しては、本当に残念なことに、目撃情報を持っていないんです。いや、嘘じゃありません。見ていれば、艶っぽいオチで話をまとめることができたのに……。当時の私は、よっぽどボヤーッとしていたんでしょうかね。反省しきりです。

先生の知己を得てから今日まで、私も見よう見まねで漢方を使い続けてはきましたが、恥ずかしながら、結局、何年経っても先生の漢方の理論を理解するには至りませんでした。酒の呑み方もずいぶん教わりましたが、いい年をしていまだに酒に呑まれることが多い日常です。

まったくもって横内熱血教室の落ちこぼれもいいところですが、先生には「相変わらずどうしようもないやつだな。ま、一人ぐらいはこんなばかがいても仕方ないか」という感じで、今日まで付き合っていただいています。これからも、叱られながら、「目撃者」として、先生の後をずっと追い続けていきたいと思っています。

最後に、横内正典をひと言でいえば？　ですか。

そうですね。ひと言で表すなら、やっぱり「不羈《ふき》の人」かな。常識の枠なんかぶっ飛ばすだけの、並外れたパワーがありますからね。もちろん、大部分は持って生まれた能力でしょうが、生まれ落ちた大陸の風土や、幼少期を過ごした北津軽の気候が、どれだけこの強烈な個性の形成に関わっているのか、非常に興味があるところです。好奇心と発想と実行力のある人であることも間違いありません。

この十月で、先生も古希を迎えられるとのこと。でも、好奇心は若い頃と比べて少しも衰えていませんよね。この旺盛な好奇心こそが先生の若さの源なんだと、私なんかは思っています。

より広い活躍の場を求めて、東京へ進出されて二十年。電磁波や歯科合金の問題にいち早く警鐘を鳴らされ、これまでの東洋醫学に加え、バイ・デジタルO《オー》リングテストやパワーテストを新しい診療ツールとして取り上げられるなど、固いアタマでは決して思い浮かばない柔軟な発想で、癌治療の地平を拓《ひら》き、可能性を広げてこられたことは、皆さん、ご存知のとおりです。

また、横内正典とは、曠野《こうや》に樹《た》つ一本の巨木、あるいは凍土に聳《そび》える独立峰である、と思っています。なんか、森の中の一番高い木とか、連嶺の最高峰といった感じではないんですね。たった一つのものとしての存在。背景は、温暖湿潤な風景ではなく、西部劇に出てくる砂漠やブリザードの氷原が似合うような気がします。これは、孤高の挑戦者のイメージをずっと先生に見てきたためかもしれませんね。しかも、巨木の内部はいよいよ「気」に満ちあふれ、独立峰は齢七十にしてマグマをたっぷりと貯《た》めこんだ活火山です。

これからも、今まで以上に「気」を大気に放ち続け、火焔と噴煙を天高く噴き上げていってほしいと願っています。

横内先生との思い出

やまがた健康推進機構　菊池　惇

横内先生と初めて出会ったのは、まだお互いに医学部生だった昭和四十二年ごろだったと思います。学生にしては大変貫禄があり、思ったことをはっきり言う人だなというのが最初の印象でした。

そのころから、医学部ではインターン制度ボイコットなど改革の嵐が起こり始め、全学的には学生運動が激しくなっていきました。昭和四十三年には、医学部として初めてインターン制度廃止を求めてデモが行われたのですが、当然ながら全国的な運動であり、これが契機となって昭和四十四年には国家試験ボイコットが起こり、インターン制度は廃止になりました。

ここからの内容は、三十年以上小生が封印してきたことです。先生の依頼もあって、初めて文章にしました。

記憶が不確かですが、昭和四十四年ごろかと思います。

大学紛争が激しくなり、私たちが在籍していた弘前大学医学部もその渦に巻き込まれていきました。当時、医学部の自治会は共産主義を背景とした民青が中心だったのですが、初めて全共闘が自治会にメンバーを送り、書記長のポストを取得した年でした。小生も、全共闘親派の一人として活動し、この頃から横内先生と頻繁に顔を合わせるようになりました。安保反対や国家権力にたいする反発から、互いにいろんな闘争に参加していきました。

デモ行進では、横内先生は常に先頭に立って行動し、時々警察官と激しく小競り合いを繰り返していました。あるデモでは、先頭から三列までのデモ参加者を一網打尽に逮捕するという情報が流れたことがありましたが、分断されないようがっちりスクラムを組んで行進すれば何とかなるという横内先生の一喝で、激しく機動隊とぶつかり合いました。にもかかわらず、先頭の指揮者を除いて全員無事であったのは、当時、大変な快挙でありました。

「書記長の逮捕が起こる」との事前情報が流れると、真っ先に書記長をある駅から逃亡させるなど、横内先生は当時から抜きん出た行動力を発揮していました。小生らはいろんな集会に参加し、そのたびに私服の刑事に尾行されましたが、当時の印象として、横内先生は常に尾行され、要注意人物として警察の上位にリストアップされていたようでした。その後の医学部自治会は、残念ながら内部分裂し、一部は赤軍派に合流していきました。

先生との再会は、昭和四十九年の小生の二外科入局時です。久しぶりの先生の笑顔を見て、古巣に帰ってきたようなホッとした気分になったのが今も懐かしく思い出されます。しかし先生は、その後次第に外科から離れ、鍼治療や漢方の分野に進出していったのは、読者もご存知のとおりです。

鍼治療で思い出されるのは、先生が木造病院に勤務していたとき、一カ月間海外に行くことになり、その代わりとして急遽《きゅうきょ》小生が派遣されたことです。まったく鍼治療の経験がないことから、一週間の鍼特訓を受ける羽目となり、大変緊張した毎日を送りました。外科を目標に勉強してきた私が、それでも何とか鍼治療ができるようになったのは大きな収穫でした。

しかし、いざ一人で診療となると不安の連続でした。外来は一日三十～四十人くらいで、ほぼ全員が鍼治療の対象であり、さらに入院が二十人くらい、そちらも全員が鍼治療の対象患者でした。一人当たり最低で五～六本、多い人で十本くらい鍼を刺しました。親指と人差し指が痙攣《けいれん》を起こすくらい鍼治療をし、興味はあるものの、クタクタの毎日でした。当時は気管支ぜんそくの患者が多く、鍼は、耳、気管、さらに仙骨のツボにまで挿入しました。

当時一番印象的だったのは、ギックリ腰で動けない患者に中国鍼を使ったことです。腸腰筋あたりまで深く鍼を挿入し、二十分間の通電を行ったところ、それまで痛がって動けなかった患者が、通電後にはすっかり痛みが取れて、歩いて帰れるくらいに軽快したのです。なかには、本当に歩いて帰った人もいました。日を追うにつれて、次第に鍼の面白さを実感していましたが、小生には向いていないというのが当時の感想でした。

その後、先生は漢方治療、特に癌の漢方に専念となりました。田子病院にいるとき、何人かの患者さんを先生に紹介しましたが、終末期の患者さんにもかかわらず、皆さんが先生に会って満足して帰ってきたことが、大変感慨深く思い出されます。今の緩和ケアのはしりではないかと思います。

いつも顔を合わせるたびにいろいろ誘っていただき、大変ありがたく思っています。三浦雄一郎氏同様に、津軽衆として、九十歳までの息の長い活躍を期待しています。

新刊の上梓にあたって

医師　杉山　譲

今年の四月はじめ、横内正典先生から電話があり、「以前から予定していた本を出すので、何か書いてほしい」との依頼を受けました。

本の内容は、田子病院長時代のものも含まれているとのことでしたので、当時、彼が情熱を燃やして発刊した「赤ひげ」を読み直してみようかと思いましたが、結局は止めました。

昨年、彼の著書を三~四冊、二週間ほどかけて読み直したことがありました。今回は、その読後感を中心に述べたいと思います。なぜなら、新刊の内容も分からずに余計なことを書くより、新しい著書の出来栄えに期待したほうがよいと思ったからです。

私は大学も医局も彼と同じで、彼の八年先輩に当たる一般・消化器外科医です。外科医生活の多くを、弘前大学医学部付属病院で診療しました。

彼とは、確か昭和五十四（一九七九）年頃からの付き合いだったと思います。当時、彼が勤務していた木造成人病センターでの手術に呼ばれたのが付き合いのスタートでした。以来、昭和五十七（一九八二）年から田子病院、平成五（一九九三）年からの東京での開業、そして現在へと付き合いは続いています。

院長に就任した田子病院では、張り切って病院改革に取り組んでいたのが印象的でした。現在まで続いている「癌に対する漢方治療」を本格的にスタートさせたのも、この病院だったと思います。

現在、彼が癌治療の三本柱としているのは、漢方薬、気功、パワーテストですが、よく理解できないのが後の二項目です。

気功、なんとなく分かる気はします。自分で痛みを伴う場所に手を当てて祈ると一時的に痛みが和らぐことなど、誰もが経験することかと思います。彼が言うように、自分で処方した薬剤を気の力で目的の部位・臓器に到達させることができれば、治療効果は格段に上がるはずです。しかし、彼の言う、布などに気を込めて、となると、本当に可能なのだろうかと疑問は湧いてきます。

パワーテストは、再発進行末期癌（以下、末期癌）治療成績を飛躍的に向上させた要因、と彼は言っています。でもそれは、私が本当に理解できていないなかでも、最たるものです。

しかし、現実に現代医療から見放された末期癌患者さんを対象としながら驚異的な成績を上げる彼の治療法は、そうした疑念を払拭《ふっしょく》するに十分かもしれません。

癌治療に対する現代医療のスタンダードの一つとされる手術は、局所療法であって、全身療法ではありません。ある程度以上に進行した癌には、術後、何らかの全身療法・補助療法が必要です。

これまではその主力が抗癌剤で、かなり進歩しましたが、まだ不十分です。また、その副作用が悩みの種です。その点、副作用の少ない彼の癌治療は有力な治療手段と思われます。

ところで、最近の彼の末期癌治療成績の向上を見ると、症例によっては、もしかしたら手術なしに、初めから彼の治療法のみで癌を退治できると考えているのでは？今度会ったら、ぜひ確認してみたいものです。

横内醫院を見学して

外科医　平田悠悟

知人が膵臓癌のステージⅣと診断され、抗癌治療を併用しつつ横内醫院を受診している関係から、縁あって横内醫院の外来を見学させていただく機会を持ちました。『絶望を希望に変える癌治療』を読んだ後、その五年生存率の治療成績を見て、正直なところ、本当だろうかと疑念が湧きました。

まだ四回外来を見学しただけですが、全国から重複癌やステージⅣの患者さんが来院しており、再診の患者さんが先生に感謝の念を抱いている姿を見ると、少なくとも先生が多くの患者さんを幸せにしていることがよく分かりました。

横内醫院では、食生活の改善、電磁波ブロッカー、抗癌漢方、パワーテストなど、多角的に癌にたいしてアプローチしています。パワーテストは現代科学では説明が難しく、未来の治療法だと思われますが、非常に短期間に患者さんの薬との相性を測定でき、もし統計学的にでも正しさが証明されれば、今のシステムではなかなか難しいですが、西洋医学においても有効な方法として取り入れることのできる可能性を秘めた道具でもあると思います。

横内先生は心が広く、聞けば何でも答えてくださり、食事の際もサービス精神旺盛な方です。多くの先生に時間をつくって見学なさることをお勧めします。

ちなみに、知人は宣告されてからすでに二年半生きており、年末に行われる第九のオーディションに受かり、参加するほど元気にしております。

横内先生の感化で、現在、医者をめざして奮闘中

医学部在籍　土方真吾

現在、私は三十八歳、医科大学に通う医学生である。

私が横内先生と初めてお会いしたのは、私が聴神経腫瘍になって二年ほどたった時のことである。当時、ゴルフの研修生として働いていた時、急に耳が聴こえなくなった。慌てて病院へ行き、ＣＴやＭＲＩを撮ったところ、聴神経腫瘍という脳腫瘍を患

っていることが判明した。聴神経腫瘍というのは、脳から出ている耳の聴力に関係する神経に出来る腫瘍で、耳が聴こえなくなるばかりか、進行すると顔が曲がってしまったりする病気である（さらに進行すると、脳幹という場所を圧迫することにより命に関わるが、現代ではこの病気で死亡することはほとんどない）。

主な治療法は手術である。ただ、当時、この手術は十五時間程度かかるばかりか、聴力が五〇％の確率でなくなってしまったり、顔も曲がったり動かなくなったりする可能性もあった。また、ガンマナイフ、サイバーナイフという、いわゆる放射線をかけるという治療法もあったが、やはり頭に放射線をかけることには少なからず抵抗があった。

納得する治療が見つからないまま途方にくれていた時、友人の伝手《つて》で横内醫院を紹介された。横内醫院では、漢方治療やパワーテストにより末期癌患者を治療しているという。私は、藁《わら》にもすがる思いで横内先生の治療を開始した。

横内醫院のドアをくぐると、そこには独特の世界が展開されている。明るい室内と不思議なほど瑞々《みずみず》しい空気、素人なりにも良い「気」の存在を実感できる。そして、何といっても、横内先生とスタッフの方々の笑顔は、何より患者の荒《すさ》んだ心を癒やしてくれる。最初は半信半疑であったが、何度か通ううち、横内醫院の治療で末期癌が完治した〝元患者〟の方に何人も出会い、この治療法が決して間違いではないことを実感した。

横内醫院での治療は、西洋医学のオーソドックスなそれではないが、決して摩訶不思議な力を用いているわけではない。しっかりと理論づけられたエビデンス（証拠）に基づく最新の医療である。そう思った私は、横内醫院の治療を積極的に受けた（もちろん西洋医学を全て排除したわけではなく、しっかりと病院でのフォローアップも行いながらである）。

横内先生の漢方薬や、食事療法をしながら時折大学病院でのフォローアップも行うという生活が続き、治療というものが自分の日常生活の中心になると、いつしか自分の人生の目標がゴルフから医学に変わっていくことに気がついた。

医師になりたい。今までろくに教科書も見たこともない私にとって、医学を志すことは並大抵ではないが、病気をすることで患者の心の苦しみを初めて体験した私にとっては、どうしても医師になる必要があった。それからは、病気の治療を受けながら仕事をし、さらに受験勉強をするという三足のわらじを履く生活をすることとなる。

当然、簡単に合格できるわけではないが、どんなときでも横内先生は私を励まし、勇気づけてくれた。当時、受験勉強の合間に横内先生に連れていっていただく年に一～二回のゴルフは、つらい受験生活の中で私の唯一の楽しみであった。

そして、四回目の受験勉強の末、私はどうにか地方の医科大学の合格枠にかじりつくことができた。合格の報告をしたときの横内先生の笑顔は、私の闘病生活、受験生活の苦しさを全て帳消しにしてくれるような、太陽の笑顔であったことを覚えている。気がつくと、横内醫院の治療と西洋医学の治療を組み合わせて、病気も完治していた。

私は、今では病気になってよかったとさえ思っている。横内先生とスタッフの方々が治してくれたのは、私の病気というよりも、むしろ、私の人生だったのだと思う。

3. ゴルフ仲間から見た横内先生のこと

横内先生との出会い

神奈川大学法科大学院教授・法律事務所横濱アカデミア・弁護士　丸山　茂

横内先生と初めてお会いしたのは、鶴舞カントリークラブのメンバーとして月例競技会で同じ組で回ったときだった。長髪に口ひげと赤いパンツ、派手な衣装とともに、その風貌から、先生は得体《えたい》のしれない人物のようだった。饒舌《じょうぜつ》なおしゃべりはやむことなく、ラウンド中続いた。その語りは、譲歩なき確信に満ちた自分の思いを語り、いささか独断の気配もあったが，嫌みというものを感じさせることはなかった。そのときの言葉は、ラウンド中のプレーの端々に発するゴルフの箴言《しんげん》であったが、無邪気にも見えるその語りはむしろ心地よかった。

その後は、同じゴルフ場のメンバーとして幾度かご一緒させていただいた。私などは、調子が悪いと感じたり、ミスをすると少し諦めた気分になるものだが、先生にはそういうところが全くない。つねに一打一打を前向きに、少しでもいいスコアで上がろうとされる。先生は、雨が降ってグリーンが水浸しになっても真剣なパッティングなのである。私は，こんなふうに無垢《むく》の気持ちでゴルフと向かい合っている人物を、四十五年間のゴルフ人生で見たことはない。

横内先生と出会った頃、私の妻の状態は最悪だった。その半年前に乳癌であることが分かり、抗癌剤治療のワンクール目を終わったところであった。抗癌剤治療をしている妻の姿ほど痛々しいものはなかったが、さらに続けることは、妻にとっても私にとっても、もはや言外のように見えた。緩慢な動作と息切れ、髪は抜け、精神は弱り、まるで廃人のようだった。

幸い、二〇%近くのエビデンスしかないという抗癌剤治療は，偶然にも奏功し、妻の癌は縮小していたのだが、これ以上治療を続けて廃人のように生活をすることは、妻にとってはもはや耐えがたいことだった。乳癌外来では、有名な都内の病院の医師には切除手術を勧められたが、妻はそれだけは絶対に受け入れられないという思いがあった。癌が発覚したときからその思いは強く、切除手術、抗癌剤治療、放射線治療という標準医療への妻の拒否感は相当なもので、癌の文献を読みあさり、ネットで調べ上げ、新しい癌治療のあり方を求めていた。

そんなとき、知人からの紹介をきっかけに、標準医療ではない革新的な療法による癌治療によって効果を上げているという二人の医師のホームページを目にした。その一つが、横内先生のホームページだった。そのときは、「標準」ではない横内先生の風貌にとまどい、私たちはコンタクトをとることがなかった。

抗癌剤治療のワンクール目のあと、次の手をどうするかと思い悩んでいる最中に、私が鶴舞カントリーで初めて横内先生とお会いしたのである。

この偶然は、必然だと理解しなければならない、と私たちは思った。ゴルフ場では、ネットで見た先生だとは気づかず、会話の中で、横内先生が医師であること、それも癌治療を専門とされていることをお聞きしたが、そのときにお話ししていたとおり、数日後には先生の著作と先生のことが書かれた本が送られてきた。その四冊の本を、私は一気に読み通した。O《オー》リングテスト（パワーテスト）のこと、気功のこと、そして漢方のこと、この三つの柱からなる療法を、西洋的な近代理性の思考から否定してしまうことはできないと理解した。

何よりも信じたいと思ったのは、理性で解明されている領域が限られたものであること、未知の領域にはさまざまな知を動員して挑戦しなければならないこと、その挑戦が単なる思いつきではなく、歴史と社会の中で培われてきた人々の営為の中に生まれた知恵を基盤としていること、そしてそれらが説明可能なことについてである。外科医としての経験の反省に立って、新たな知の構築に向けられた先生のチャレンジングな姿は、これらの点で説得力に富むものだった。私たちは、先生に支援していただくことを決めた。

世間一般の良識や常識に距離を置いて新たな領域へ挑戦することはなかなか難しく、人間力がものをいう。世俗的でないこと、少年のように感受性が鋭敏であること、無垢であること、あらゆる現象に寛容であること、信じられること、などが備えられていなければならない。横内先生には、これらの資質が自然と備わっているように見える。それだからこそ、先生の振る舞いはすべてが楽しそうなのである。

ゴルフでもそうであるが、先生は諦めるということをしない。東日本大震災以後、先生は、バックパックに避難用具を詰めて持ち歩かれているようである。それで生き延びることが可能になると思われているようであるが、私などは、震災の威力を考えるだけで抵抗することへの無力感が先行してしまう。

先生は、生き抜くためにやるべきことはやるという姿勢なのである。その姿勢を見ていると、本当に生き抜けることになるかもしれないと感じさせられてしまう。癌の治療でもそうで、パワーテスト、気功、漢方ばかりでなく、先生のそのような姿勢とおおらかさが私たちに安心感を与え、希望を与えてくれることもまた事実なのである。

おわりに

二〇一一（平成二十三）年三月十一日、私は母校である弘前大学の恩師、富澤先生の誕生祝いのため、「はやて24号」で青森に向かうことになりました。東北新幹線新型車両「はやぶさ」の運転開始から、ちょうど一週間目でした。

出発前、東京駅の大丸で妻とお寿司《すし》を食べたのですが、驚いたことに、妻がいつもの三倍もお寿司を食べました。「なんだか分からないけれど、お腹がすいて仕方がない」などと言うのです。

「まるでこの世の終わりだな」とつぶやきながら、私は田子病院時代、ある女性の患者さんから聞いた話を思い出していました。

患者さんの旦那さんは、毎日、おにぎりを一個だけ食べる人でした。ところが、ある日、「二個ちょうだい」と言うので、奥さんは「いつも一個だけなのに、今日はなんだかおかしいな」と思いながら、言われたとおり、二個つくりました。旦那さんはそれを食べ、外出しました。

ところが、いつまでたっても帰ってきません。やがて、警察から「ご主人が、事故で亡くなりました」という電話がかかってきたのです。

その話を思い出して、ちょっとイヤな予感がしたのです。

私たちの乗った「はやて24号」が東京を出発して、ちょうど宇都宮を過ぎたあたりで、突然、ものすごい地震の衝撃が車両を襲いました。瞬間、「これで死ぬかもしれない」と思いましたが、とっさに新潟中越地震のことが頭をよぎりました。

新潟中越地震では、上越新幹線は脱輪しただけで、横転せずにすんでいます。JRには、地震のP波が来たら、それと同時に新幹線の速度を一〇〇キロにまで落とす衝撃吸収技術があるのです。それを思い出したので、恐怖と同時に希望も抱きました。

三〇〇キロで走っていた「はやて」は、急停止しました。

その体験もまた、驚くべきものでした。車なら、急ブレーキをかけると前につんのめるようにして急停止します。ところが、新幹線の場合は激しい横揺れをさせながら停車するのです。横にいた妻が、両手で座席の肘あてに必死にしがみつきました。そうしなければ振り落とされるほど、激しい揺れ方でした。

「はやて」が止まると、停電して電気が消え、暖房も止まり、車内は冷えていきました。それから、十三時間もの間、乗客は車内に缶詰めです。すぐに、トイレは詰まってしまい、流れなくなりました。

外はどうなっているのやら、皆目分かりません。乗客はパニック状態です。車内アナウンスでは、パニックを抑えるために、「地震が起こりました」と繰り返すだけで、それ以上の情報を伝えてくれません。

携帯電話を出してニュース映像を見ました。最初に見たのは、八戸の種差《たねさし》海岸に津波が押し寄せる映像でした。「なんて恐ろしいことが起きたのだろう」と驚いていると、携帯の電池が切れてしまいました。そばでパソコンを開いている人がいたので見せてもらうと、それ以上の、本当にこの世の終わりのようなすさまじい地震の映像が続々と入ってきました。

乗客のパニックは頂点に達して、あちこちで騒ぎ始める人が続出しました。妻もすっかり弱気になってしまい、「今日までありがとうございました」などと言い出す始末です。私は「何を言っているんだ、助かるに決まっている！」と叱りました。解放されたのは夜中の二時過ぎでした。「近くの栃木県塩谷町の塩谷中学校体育館に避難所が出来たので、そこへ移動してください」ということで、新幹線の線路の上を歩いて移動しました。

真っ暗な線路を歩きながら、ふと空を見上げると、満天の星空がありました。すべての星が一等星のようで、いつも青森で星空を見上げている私にも、見たことのないほどの美しい輝きでした。今にして思えば、天が震災で亡くなられた方々の鎮魂をしていたとしか思えません。

塩谷中学校体育館で一日、避難生活を余儀なくされました。このときの町役場の職員さんたちの、夜を徹してのがんばりには頭が下がりました。炊き出しから始まり、多くのお世話をいただきました。

そんな中、避難した乗客たちは家族のために買ったお土産を、お互いに分け与えました。私も富澤先生に買ったお祝いの品を分けました。非常識な人たちもいましたが、多くの日本人の助け合う気持ちと思いやりの心は素晴らしいものでした。頼まれてもいないのに、自腹を切って温かい飲み物を配ったり、炊き出しの食事を持ってきてくれたりと、枚挙にいとまがありません。若い人ほど気が利いていて、動きもさわやかでした。

今も仮設住宅にお住まいの患者さんから聞く苦労話は、まさに聞くも涙です。その後、義援金だけではおさまらない気持ちを、「がんばれ、東北」と、横内醫院のユニホームに縫い込みました。

この体験をしてから、私は常に非常用の防災セットが入ったリュックを背負い、出勤しています。首都圏直下型地震が起きたときのために、水、食料、防毒マスク、軍手などの備えは欠かせません。私の漢方薬を待っている患者さんのためにも、私は死ぬわけにはいかないのです。

●参考資料

「赤ひげ」創刊号
「赤ひげ」三号
「赤ひげ」四号
「赤ひげ」五号
「赤ひげ」六号
「赤ひげ」七・八合併号

毎日新聞　二〇一一（平成二十三）年七月二十六日
東奥日報　二〇〇五（平成十七）年七月一日
朝日新聞　二〇〇五（平成十七）年十二月二十日
毎日新聞　二〇一〇（平成二十二）年十二月二十六日
PRESIDENT 二〇一二（平成二十四）年九月三日号）「大前研一の日本のカラ

クリ　放射能汚染は、原発事故よりCT検査が危ない」
函館市史　デジタル版「コラム43・ばんだい号事故　捜索から遺体収容まで」
月刊ナースデータVol．13No．1（日総研出版）「赤ひげ軍団奮戦記」
月刊ナースデータVol．14No．2（日総研出版）「赤ひげ軍団奮戦記」
昭和六十年八月十日　広報たっこ　第三百十号
江陵浸透事件 - Wikipedia
陸奥新報　二〇一三年十二月十日
週刊文春　昭和六十年四月十八日号
Medical Way　一九八五年　Vol．2／No．11
醫の道　昭和六十年八月号「特集　医療の現場をルポする」
薬事日報　昭和六十二年一月一日
看護学雑誌　第五十一巻第十一号　一九八七年十一月一日（医学書院）「特集　ターミナルケアはどこまで可能か」
EXPERT NURSE Vol．4 APRIL 1988

別冊　看護学雑誌　ＪＪＮスペシャル創刊号　一九八六年七月（医学書院）「気功（呼吸法）・漢方風呂による鎮痛・横内正典」
東奥新聞　昭和六十二年五月二十五〜三十日　シリーズ「『患者の家』づくり　田子病院の試み」……「赤ひげ」五号
東奥新聞　昭和六十二年十一月二十八日「郷土の医療人」……「赤ひげ」五号
毎日ライフ　一九八九年十一月号（毎日新聞社）「漢方併用療法で末期癌が治った・横内正典」
病院五十巻四号一九九一年四月（医学書院）「特集　中小病院の明日を拓く」
東洋医学95　一九九一年Ｖｏｌ．19／Ｎｏ．２（緑書房）特集・癌の漢方治療　座談会　鍋谷欣市・帯津良一・横内正典

「究極の癌治療」横内正典著　たま出版
「癌治療革命の先端　横内醫院」広田和子著　横内正典監修　展望社
「絶望を希望に変える癌治療」横内正典著　たま出版

横内 正典（よこうち まさのり）
1944年旅順市（中国）生まれ。1971年、弘前大学医学部卒業。函館市立病院、弘前大学医学部第二外科などに勤務。1982～1993年、青森県三戸郡田子町・町立田子病院院長。現在は横内醫院院長。専門は消化器系癌。
日本癌学会会員
日本再生医療学会会員

闘い続ける漢方癌治療

2014年9月8日 初版第1刷発行

著 者 横内 正典
発行者 韮澤 潤一郎
発行所 株式会社 たま出版
〒160-0004 東京都新宿区四谷4－28－20
☎ 03-5369-3051（代表）
http://tamabook.com
振替 00130-5-94804

組 版 一企画
印刷所 株式会社エーヴィスシステムズ

ISBN978-4-8127-0367-0 C0047